마음을 긁는 경 피 독

아토피

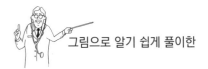

그림으로 알기 쉽게 풀이한

마음을 긁는 경 피 독

아토피

글/그림 홍동주

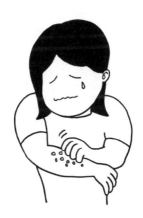

아토피 시대의 건강 해법

지금까지 지구상에 알려진 질병은 약 1만 2,420가지라고 한다. 내 몸에 침투할 수 있는 질병의 가짓수가 그 정도에 이른다는 얘기다. 그야말로 질병이 곁에 머물며 호시탐탐 노리는 상황에서 건강하게 살아가고 있는 사람은 얼마나 될까? 안타깝게도 그리 많지 않다.

겉보기에 건강미가 넘쳐흐르는 사람조차 속을 들여다보면 이런저런 문제가 튀어나온다. 과연 한 사람이 안고 있는 질병은 몇 가지나 될까? 이미 약에 의존하며 살아가는 사람은 얼마나 될까? 단하나의 질병에 발목이 잡혀 오랫동안 고통 속에서 벗어나지 못하는 사람은 또 얼마나 될까?

보통 나이든 어르신은 몇 가지 질병을 안고 살아가며 약에 의존하는 경우가 많다. 심지어 하루에 한 주먹씩 약을 먹는 경우도 있다. 젊고 패기가 넘치는 젊은 사람 중에도 한두 가지 성인병을 달고 사는 사람이 꽤 있다. 결론을 말하자면 남녀노소를 떠나 질병은 마치 친구처럼 우리 곁에 눌어붙어 있다.

현재 나이든 어르신들은 먹을 것이 부족한 시절에 태어난 탓에 어쩔 수 없이 배고픔을 경험한 세대다. 그들은 가족을 부양하느라 매일 땀 흘리며 일하면서도 먹는 것은 주로 자연에서 난 채소와 보리쌀 정도였고 그마저도 배불리 먹지 못했다. 끼니를 거르는 일도 잦았으나 오히려 몸은 지금보다 더 단단하고 건강했다.

지금은 어떨까? 70대, 80대가 땀 흘려 마련해준 풍부한 먹거리와 물질이라는 보상을 톡톡히 받아 크게 몸을 쓰지 않으며 첨단 문명 아래 살아가는 요즘의 젊은이와 중년세대는 대부분 질병에 걸려 있다.

어느 날 목욕탕에 가서 온탕에 앉아 주위를 둘러보니 특이한 점이 눈에 들어왔다. 한눈에 보기에도 중년세대가 분명한 아저씨들이 대부분 배가 불룩한 것이 아닌가. 마치 그것이 대세라도 되는 듯 저마다 과체중 이상으로 몸이 불어나 있었다. 드문드문 눈에 띄는 마른 사람이 상대적으로 비정상으로 보일 지경이었다. 배가 불룩하게 나온 중년세대는 과연 10년 후 건강한 미래를 보장받을 수 있을까?

혹시라도 학교 근처를 지나간다면 재잘거리는 아이들을 유심히 살펴보라. 분명 과거와 다른 점이 눈에 들어올 것이다. 무엇보다 잘록해야 할 허리가 반대로 튀어나온 비만 아이가 상당히 많다. 여기에다 대다수가 안경을 끼고 있다. 이제 과하다 싶은 살집과 안경을 쓴 모습은 아주 흔하게 볼 수 있다.

아이들은 우리의 미래를 짊어질 새싹인데 지금 이대로 괜찮은 걸까? 공연히 걱정이 앞선다. 더구나 대한민국은 노인 인구가 증가하고 아이는 낳지 않는 추세라 고령화가 전 세계에서 가장 빨리 진행되고 있지 않은가.

인정하고 싶지 않지만 아이들은 병들어가고 있다. 특히 소아당뇨부터 천식, 비염, 아토피Atopy 환자가 해마다 증가하고 있다. 이는 우리의 미래가 병들어가는 것과 마찬가지다. 현재 전 세계 인구 중 20퍼센트가 아토피 환자라고 한다. 한국도 아토피 환자가 무려 100만 명에 이르고 있다.

이 중 57.8퍼센트인 53만 9,989명이 19세 미만의 소아·청소년이다. 이들은 한창 공부하고 밝게 뛰어놀아야 할 나이에 아토피 때문에 괴로움을 겪고 있다. 왜 이런 현상이 벌어지는 것일까?

이제라도 아토피에 잘 대처하는 한편 더 이상 발생하지 않도록 자구책을 마련해야 한다. 그대로 방치해두면 미래가 암담해지기 때문이다.

아직까지 의학계는 아토피의 원인을 정확히 규명하지 못했다. 그만큼 원인이 다양하고 광범위하기 때문이다. 그러나 그 실상을 가만히 들여다보면 원인이 그리 많아 보이지 않는다. 사실 뿌리는 몇 안 된다. 단지 가지가 많을 뿐인데 사람들은 그것만 보고 헷갈려하거나 원인을 찾지 못하는 경향이 있다.

아무튼 가지가 많아 아토피를 치료하려면 다양한 방법을 동원해야 한다. 더러는 한두 가지 방법으로 아토피가 좋아지거나 완치되기도 한다.

아토피에 걸렸다가 설령 치료를 하더라도 유전자가 다음 세대에게 아토피를 넘겨줄 수도 있다. 실제로 아이들의 40~50퍼센트는 유전적으로 아토피에 걸릴 확률을 안고 태어난다. 따라서 아토피는 근본 뿌리까지 완전히 치료해야 한다. 몸의 건강을 유지해 아토피를 뿌리부터 치료해야 다음 세대에게 건강을 선물로 안겨 줄 수 있다.

　내가 병원에서 근무하던 1990년대 후반에는 아토피 환자를 거의 본 적이 없었다. 당시 환자는 주로 암, 당뇨, 중풍을 앓았고 간혹 루푸스라는 피부질환 환자는 있었어도 아토피 환자는 만나보지 못했다. 이후에도 몇 년 동안 아토피는 내게 낯선 질환이었고 어떤 질병인지, 무슨 증상을 보이는지 정확히 드러나지 않았다.

　한데 아토피가 어찌나 급속도로 퍼져 나갔는지 10년도 채 지나지 않아 아토피는 주위에서 쉽게 볼 수 있는 흔한 질병으로 자리 잡았다. 이제 우리는 내가 아니면 남이 이 질병을 안고 살아가는 모습을 목격하고 있다. 정신없이 쏟아져 나오는 첨단제품처럼 우리를 괴롭히는 질병마저 속도감 있게 우리를 휘어잡고 있는 것이다. 앞으로 10년 후 우리는 과연 어떤 질병으로 고통을 받을까?

　매우 빠른 속도로 우리 곁에 다가온 아토피는 우리에게 많은 것을 시사한다. 그것은 우리 건강에 적신호가 켜졌다는 사실이다.

　국가가 아토피를 근절하거나 치료하기 위해 노력하고 있다는 말은 아직 들려오지 않는다. 그러므로 아토피는 환자 개개인이나 관련 의료진이 치료법을 찾는 수밖에 없다. 매스컴과 인터넷에 떠도는 정보는 혼선만 줄 뿐 정확한 치료책으로 보기 어렵다. 그 정보는 치료가 아니라 대개 관리 방법이다. 관리만 받으면 결국 아토피는 더 심해지고 만다. 더구나 관리를 받을 경우 거기에서 헤어 나오기가 쉽지 않다. 단순한 관리로는 몸만 시들어가고 상처가 깊어질 뿐이다.

　아토피에 걸리면 과감히 세상 밖으로 나와야 한다. 가능하면 민간요법이나 유통 시장에서 해법을 찾기를 권한다. 마음을 열고 입소문에 귀를 기울이는 노력만으로도 아토피에 좋은 제품이나 치료법을 찾을 수 있을 것이다. 실제 치료 사례는 이 시장에 더 많다. 더욱이 치료 방법이 복잡하지 않고 오히려 간단하다.

예를 들면 현재의 식습관에 영양을 추가해 영양 균형을 찾고 아토피를 일으키는 샴푸, 린스, 치약, 비누 등을 피부에 맞는 것으로 바꿔 사용하는 방법이 있다. 또 아토피 염증을 일으키는 몸 안의 독소를 빼주는 해독과 그 관련 프로그램을 실행하는 방법도 있다. 이 간단하고 소소한 변화가 큰 기쁨과 행복을 안겨줄지 누가 알겠는가?

우리 몸은 내가 생각하는 대로 움직인다. 즉, 어떤 생각을 하든 몸은 거기에 맞춰 변화한다. 그러니 아토피에 걸렸다고 의기소침해하지 말고 자신 있게 행동하라. 몸이 자신 있게 행동하는 데 아토피가 걸림돌로 작용하면 몸은 아토피를 버릴 것이다.

알고 있다시피 우리 몸은 편한 것을 좋아해 서면 앉고 싶어 하고, 앉으면 눕고 싶어 한다. 또한 몸에 좋은 음식보다 입에 좋은 음식을 달라고 아우성친다. 몸의 노예가 되어 몸이 이끄는 대로 살아가면 평생 아토피에서 벗어나기 어렵다.

몸이 정신을 지배하는 것이 아니라 정신이 몸을 지배해야 한다. 그것도 압도적으로 말이다. 그러면 몸은 민첩하게 행동하고 대사가 활발해지면서 노폐물을 제때 배설한다. 바로 이때부터 몸에 변화가 일어나기 시작한다. 아토피가 뿌리부터 흔들리기 때문이다. 그렇게 아토피의 뿌리를 뒤흔들어 흔적마저 없애버리면 다시는 아토피로 고생하지 않는다. 다시 한 번 강조하지만 아토피 치료는 정신이 몸을 지배하는 순간부터 시작된다.

차 례

제1장 아토피 대란

"

아토피 대란이 발생하고 있다.
20세기까지만 해도 아토피는
희귀병으로 여겨져 그리 알려지지 않았지만,
이제 국민병이란 별칭에 걸맞게
한국인 100만 명 이상이 아토피질환으로
고통을 겪고 있다. 피부에 그치지 않고
마음까지 아프게 하는 아토피는
이미 우리와 아주 밀접해졌다.

"

제1장

아토피 대란

1 태어날 때부터 아토피

우리는 모두 어머니 자궁에 착상하는 순간부터 신성한 존재로서 자연의 섭리에 따라 사랑을 받는다. 양수는 세상에서 가장 깨끗한 물로 아기를 위한 최상의 보호막이자 태아를 안전하게 지켜주는 집이다.

그런데 안타깝게도 지금은 과거와 달리 양수마저 안전하지 않다는 진단을 받고 있다. 《물로 건강해진다》를 저술한 일본 저자 마스시타 가즈히로 박사는 책에서 어머니들의 양수 70퍼센트는 오염되어 있다고 밝혔다. 그는 최근 기형아 급증과 저조한 출생률, 선천성 아토피 같은 다양한 질병은 대부분 양수 오염에서 비롯된 문제라고 직설하고 있다.

그 원인은 어디에 있을까? 이는 임신 전의 입맛이나 식습관으로 인해 술과 포도당이 많이 든 주스 등을 즐겨 섭취했기 때문이다. 전 세계에서 술을 가장 많이 소비하는 것으로 알려진 대한민국에서 아토피 환자가 속출할 수밖에 없는 이유가 여기에 있다. 술의 대사물질은 태아에게 쌓여 저산소증을 불러일으키고 이는 아토피를 유발한다.

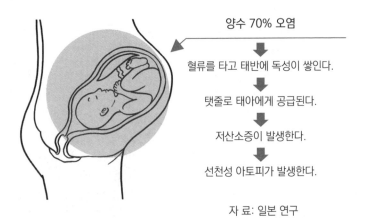

양수 70% 오염

혈류를 타고 태반에 독성이 쌓인다.

↓

탯줄로 태아에게 공급된다.

↓

저산소증이 발생한다.

↓

선천성 아토피가 발생한다.

자료: 일본 연구

특히 임신 중에 술과 합성주스, 탄산음료를 섭취하는 것은 양수를 오염시키는 주된 요인이다. 이는 태아에게 직접 영향을 끼쳐 선천성 아토피를 안고 태어나게 한다. 실제로 임신 중에 탄산음료를 하루 한 병 이상 마실 경우에는 60퍼센트, 한 병 이하를 마실 경우에는 26퍼센트의 아이가 아토피 증세를 보였다고 한다.

그뿐 아니라 임신 중에 사용하는 샴푸, 린스, 화장품도 태아에게 커다란 영향을 미친다. 이들 제품에 들어 있는 독성물질이 여과 없이 몸에 침투한 뒤 여성호르몬으로 오인을 받아 혈액과 함께 떠돌다가 태아를 감염시키는 경우도 흔하다.

아토피 증상이 임신 중의 영향으로만 발생하는 것은 아니다. 평소 건강하지 않은 습관은 유전자를 길들이는데 이 때문에 세포가 타성에 젖으면 유전 요인으로 작용하기 쉬워져 아이가 유전성 아토피를 안고 태어나기도 한다. 2016년 건강보험심사평가원은 전체 아토피 환자 중 소아아토피가 41.4퍼센트를 차지한다고 발표했다. 이는 양수 오염에서 비롯된 결과라고 할 수 있다.

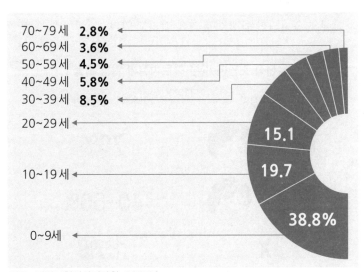

연령	비율
70~79세	2.8%
60~69세	3.6%
50~59세	4.5%
40~49세	5.8%
30~39세	8.5%
20~29세	15.1
10~19세	19.7
0~9세	38.8%

자료: 건강보험심사평가원, 2017년

소아아토피가 전체 아토피에서 차지하는 비중이 크다는 것은 그만큼 아이들이 아토피에 취약하다는 것을 증명한다. 물론 아이들이 성인보다 면역력이 약해서 그럴 수도 있겠지만 이를 단순히 아이들만의 문제로 봐서는 안 된다.

부모 양쪽이 모두 아토피일 경우 자녀에게 아토피가 생길 확률은 무려 75퍼센트에 달한다. 부모 한 쪽이 아토피일 경우에는 40~50퍼센트이고 부모가 모두 건강하면 15퍼센트만 아토피에 걸린다.

이 사실에서 알 수 있듯 아토피는 분명 부모의 아토피질환과 밀접한 관계가 있다. 좀 더 깊이 들여다보면 부모의 좋지 않은 생활식습관이 아토피 유발에 큰 영향을 미쳤을 가능성이 높다.

우리가 매일 하는 행동은 습관이 되고 이는 유전자를 길들인다. 그렇게 길들여진 유전자는 세대를 거치면서 다음 세대로 넘어간다. 설사 먼 과거 선조의 유전자는 그렇지 않을지라도 2~3대 위에서는 아토피에 잘 걸리는 유전자를 안고 태어날 수 있다. 이것이 자녀에게 유전되면 쉽게 아토피에 걸리고 만다.

유전적 소인에 따른 아토피질환 발병 확률

아토피질환	자녀에게 유전되는 비율
and	75%
or	40~50%
X	15%

3   아토피 천국, 대한민국

전 세계인의 약 20퍼센트에게 해당될 정도로 오늘날 아토피는 심각한 질병이다. 특히 문명이 발달한 선진국일수록 아토피 환자가 많아 아토피는 '문명병'으로 불리기도 한다. 왜 그럴까? 먼저 선진국에서 사용하는 첨단제품이 대부분 화학원료를 기반으로 만들어졌기 때문이다. 또 자동차 배기가스처럼 생활 편리를 위해 내뿜는 물질이 대기를 오염시킨 탓이다. 간편하게 섭취하는 식품 역시 입맛에 맞춰 먹기 좋게 가공하다 보니 몸에 좋지 않은 영향을 주고 있다.

반대로 아프리카를 비롯해 개발이 덜 이뤄진 지역에서는 아토피를 찾아보기 힘들다. 국민소득이 3만 달러 이상으로 선진국 대열에 합류한 대한민국은 비교적 잘사는 국가에 속한다. 그래서 그런지 선진국의 문명병인 아토피 환자가 속출하고 있다.

2019년 상반기 현재 100만 명 정도가 아토피로 고생하는 것으로 알려져 있다. 구체적으로 살펴보면 2017년 기준으로 한 해 동안 아토피피부염으로 병·의원을 찾은 환자는 93만 3,897명이었다. 이는 한방병원이나 한의원 환자를 제외한 숫자로 실제로는 이보다 더 많을 것으로 추측하고 있다. 한마디로 대한민국은 지금 국민 100만 명이 아토피로 인한 가려움증에 시달리고 있다.

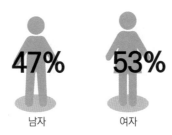

47% 남자   53% 여자

자료: 건강보험심사평가원, 2017년

4 아토피는 생활습관병

21세기 들어 눈에 띄게 증가하는 질병 중에서도 단연코 으뜸은 아토피다. 21세기 이전에는 아토피 관련 내용이 그리 많지 않았고 의학계에서도 생소한 단어였으며 배우지도 않은 학문이었다.

그러던 아토피가 지금은 실생활 깊숙이 파고들어 국민병으로 부상했다. 이제 아토피를 모르는 사람은 거의 없고 심지어 새로 태어나는 아이들이 아토피에 걸리지 않을까 노심초사하는 지경에 이르렀다. 여기에다 아토피 경험담과 민간요법 등의 정보가 난립하면서 많은 사람이 한마디쯤 정보를 제공할 정도로 아토피는 일상용어로 자리 잡았다.

중요한 것은 아토피가 생활습관병에서 기인한다는 사실이다. 그러므로 다른 어떤 요인보다 먼저 가까운 생활환경에서 아토피의 원인을 찾아야 한다.

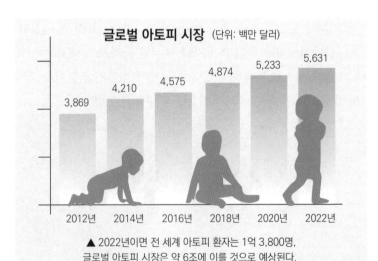

글로벌 아토피 시장 (단위: 백만 달러)

3,869 / 2012년
4,210 / 2014년
4,575 / 2016년
4,874 / 2018년
5,233 / 2020년
5,631 / 2022년

▲ 2022년이면 전 세계 아토피 환자는 1억 3,800명, 글로벌 아토피 시장은 약 6조에 이를 것으로 예상된다.

자료: 생명공학정책연구센터

5 코카콜라에서 처음 사용한 아토피라는 용어

아토피 또는 아토피증후군은 알레르기 항원(알레르겐)에 직접 접촉하지 않아도 신체가 극도로 민감하게 반응하는 것을 말한다. 고대 그리스어 a-topos('비정상적인' 혹은 '원인을 알 수 없는'이라는 뜻)에서 유래한 아토피Atopy는 1923년 코카콜라 사에서 이름을 발견했고 1925년부터 처음 사용했다고 전해진다.

아토피의 원인이 매우 다양해 쉽게 단정하긴 어렵지만 아무튼 '원인을 알 수 없는' 질병이므로 결코 가볍게 보아서는 안 된다. 많은 의사와 과학자가 필요 이상의 체내 면역 반응으로 아토피가 발생한다고 정의하고 있다. 그리 민감하게 반응하지 않아도 될 요인에 면역글로불린E(IgE)가 너무 심하게 반응해 염증을 일으키는 것이 문제라는 얘기다.

이에 따라 아토피는 아토피피부염은 물론 알레르기성 결막염, 알레르기성 비염, 천식 등을 동시에 일으키거나 성장하면서 이들 증상을 순차적으로 나타내기도 한다.

아토피 발병 요인

유전 요인	환경 요인	면역 요인	정신 요인
영양학 요인	생활용품 요인	생활습관 요인	식습관 요인

▲ 최근 대기오염과 미세먼지, 스트레스, 건조한 환경 증가 등으로 대한민국 인구 대비 아토피 발병률이 10~12퍼센트로 나타나고 있다.

아토피는 점막Mucous Membrane세포가 물질에 민감하게 반응하면서 발생한다. 즉, 면역이 비만세포Mast Cell에서 발생한 히스타민Histamine을 공격하는 바람에 발생하는 질병이다. 이와 비슷한 질병으로 우리에게 익숙한 칸디다증, 헤르페스 바이러스 감염, 위궤양, 위염, 장염, 비염, 기관지염, 아토피피부염 등이 있다.

점막의 점粘에 끈끈하다, 끈기가 있다, 붙다 등의 의미가 있듯 점막세포는 외부와 내부에서 발생하는 이물질인 항원을 끈끈한 점액물질로 붙잡아두는 역할을 한다. 만약 점막에 너무 많은 이물질이나 처음 보는 물질이 있을 경우 면역 T세포가 공격해 염증이 발생하는데, 이것이 각 부위별로 나타나면서 염증성 질병이 생긴다. 점막은 외부와 직접 맞닿은 신체기관의 내벽을 덮고 있는 부드러운 조직이라 공격에 취약하기 때문이다.

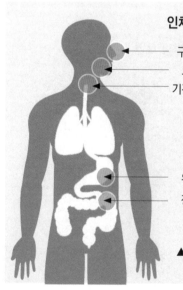

인체의 점막

구강 점막 　입 안 전체를 덮고 있는 점막
코 점막 　　콧구멍 안쪽을 덮고 있는 점막
기관지 점막 　기관지 내벽을 덮고 있는 점막

위 점막 　　위 내벽을 덮고 있는 점막
장 점막 　　장 내벽을 덮고 있는 점막

▲ 아토피는 점막이 공격을 받으면서
　발생하는 염증성 질환이다.

아토피 피부에 가려움과 염증이 일어나는 이유

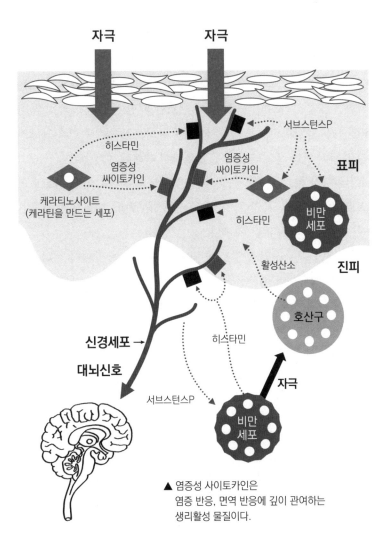

▲ 염증성 사이토카인은
염증 반응, 면역 반응에 깊이 관여하는
생리활성 물질이다.

아토피 증세가 가장 심한 시기는 대체로 환절기다. 환절기는 계절이 바뀌면서 온도와 습도가 변하는 시기를 말한다. 이때 체온도 변화를 겪는다. 아토피는 체온과 밀접한 연관성이 있는데 체온이 떨어지면 증세가 더 심해지고 정상체온을 유지할 경우 아토피 증세는 약화하거나 사라진다. 특히 몸이 건조할 때면 아토피가 극심한 가려움증을 유발한다. 이는 피부의 수분 부족으로 피부주기가 앞당겨져 각질이 빨리 생기면서 피부 보호막이 약해졌기 때문이다.

이에 따라 아토피 환자는 환절기에 극도의 긴장감이나 최고조의 스트레스 반응을 보인다. 이때 약품을 과도하게 사용하는 경우가 있는데 이는 좋지 않은 자세다.

아토피를 줄이려면 무엇보다 습도와 온도를 잘 맞춰야 한다. 즉, 몸에 충분한 양의 수분을 보충해 세포가 정상적인 주기로 움직이도록 도와야 한다. 아토피가 겨울철에 더 심해지는 이유는 건조함 탓이다. 설령 눈이 올지라도 지면의 수증기가 땅 위로 올라오지 못하고 대기의 찬바람이 대기 건조를 부채질한다. 이런 이유로 겨울에 산불이 자주 나고 건조할 때 활동성이 강한 바이러스로 인해 감기도 잘 걸리는 것이다.

아토피에 알맞은 계절별 온도와 습도

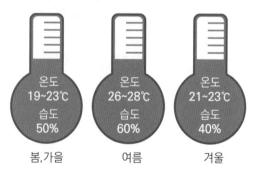

온도 19~23℃ 습도 50%	온도 26~28℃ 습도 60%	온도 21~23℃ 습도 40%
봄,가을	여름	겨울

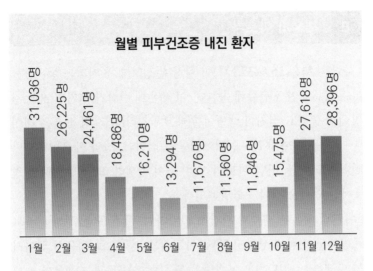

월별 피부건조증 내진 환자

- 1월: 31,036명
- 2월: 26,225명
- 3월: 24,461명
- 4월: 18,486명
- 5월: 16,210명
- 6월: 13,294명
- 7월: 11,676명
- 8월: 11,560명
- 9월: 11,846명
- 10월: 15,475명
- 11월: 27,618명
- 12월: 28,396명

자료: 국민건강보험공단, 2016년

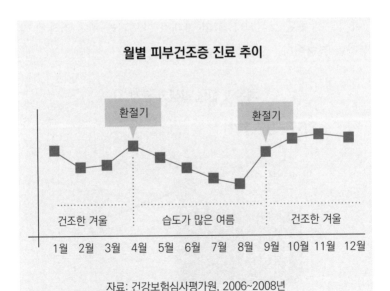

월별 피부건조증 진료 추이

환절기 | 환절기

건조한 겨울 | 습도가 많은 여름 | 건조한 겨울

1월 2월 3월 4월 5월 6월 7월 8월 9월 10월 11월 12월

자료: 건강보험심사평가원, 2006~2008년

사람은 체온(36.5~37.1℃)이 항상 일정하게 유지되는 항온동물 Homeotherm인 포유류에 속한다. 이 체온에 변화가 생기면 많은 질병에 노출되고 심지어 생명이 위태로워진다. 인간의 체온은 태어나서 죽을 때까지 2℃ 안팎에서만 움직인다. 만약 체온이 1℃만 떨어져도 비만, 비염, 아토피, 변비 등이 발생하고 1.5℃ 이하일 경우에는 암세포 전이가 활발해진다.

이처럼 체온은 생명과 굉장히 밀접하며 '체온은 곧 생명'이라고 표현해도 전혀 이상하지 않다. 아토피는 전적으로 체온이 떨어져서 발생하는 질병이다. 그런데 많은 사람이 아토피는 체온이 높으면 더 심해진다며 미지근한 물로 샤워하거나 시원한 곳에서 생활해야 한다고 생각한다. 오히려 체온을 낮춰야 하는 게 아니냐고 반문하는 경우도 많다.

이것은 잘못된 상식이다. 그와 반대로 아토피는 체온 저하로 발생하는 질병이다.

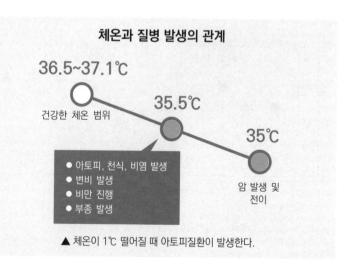

체온과 질병 발생의 관계

36.5~37.1℃
건강한 체온 범위

35.5℃

35℃
암 발생 및 전이

- 아토피, 천식, 비염 발생
- 변비 발생
- 비만 진행
- 부종 발생

▲ 체온이 1℃ 떨어질 때 아토피질환이 발생한다.

체온이 떨어질 경우 우리 몸은 체온을 유지하기 위해 열을 낸다. 이는 집 안이 추울 때 빨리 난방장치를 켜서 따뜻하게 만드는 것과 같다. 이때 우리 몸은 체내의 포도당을 에너지원으로 만들어 체온을 올린다. 여기에 관여하는 것이 시상하부, 뇌하수체, 갑상선, 부신 등인데 이들이 각각 호르몬을 분비하면서 협력해 일을 진행한다.

특히 포도당을 열에너지로 전환할 때는 비타민 B군이 절대적으로 필요하다. 체내에 비타민 B군이 부족할 경우 연소가 이뤄지지 않아 필요한 열이 발생하지 않는데, 아토피 환자들의 영양 상태를 살펴보면 대부분 비타민 B군이 부족하다.

이 경우 우리 몸은 체온을 유지하기 위해 지방을 꺼내 열에너지로 사용한다. 문제는 이때 체내에서 케톤이라는 독소가 많이 만들어져 아토피 증세를 악화한다는 데 있다.

포도당을 사용해 정상 체열을 만들면 건강한 체온을 유지할 수 있다. 반면 지방으로 열을 만들 경우에는 과열로 치달아 몸이 뜨거워진다. 실제로 아토피 환자는 정상열보다 건강한 열 부족으로 만들어진 지방열 포화 상태에 있다. 이 때문에 조금만 더워도 발진이 생기고 가려움증이 빈발한다.

이는 비만과 거의 흡사하다. 비만한 사람도 체내에 건강한 열이 부족하고 나쁜 열이 포화 상태라 조금만 몸을 움직여도 숨을 헐떡거리며 땀을 흘린다.

결국 아토피 환자는 몸 안의 나쁜 열을 내보내고 건강한 열을 유지할 필요가 있다. 이를 위해서는 양질의 탄수화물을 섭취하고 매일 꾸준히 땀을 흘리는 운동을 해야 한다. 이러한 노력을 기울이면 점차 몸 안에 건강한 열이 가득 차면서 아토피가 사라진다.

체온이 떨어지면 몸이 습해진다. 습濕은 축축하다는 뜻의 한자어로 한의학에서는 습을 병의 원인으로 본다. 즉, 습에 따른 질환을 체내 기혈氣血 순환 장애로 보아 수기水氣가 정체된 병이라고 표현한다. 이는 좀 더 쉽게 '물만 마셔도 살이 찐다'는 말로 풀이할 수 있다.

물에는 칼로리가 전혀 없기 때문에 물만 마셔서는 절대 살이 찔수 없지만, 사실은 물만 마셔도 살이 찌는 경우가 있다. 이것은 물 그 자체가 살을 찌우는 것이 아니라 몸 안의 수분대사가 원활하지 않아 정체되면서 발생하는 현상이다. 이런 사람은 물뿐 아니라 칼로리가 낮은 음식으로도 쉽게 살이 찌거나 빠지는 편이라 흔히 '물렁살'에 가깝다.

물렁살 비만은 몸에 지방이 가득하고 근육은 부족한 유형이다. 이들은 체온이 1℃ 이상 낮을 가능성이 높다. 우리 몸은 체온을 에너지로 만들어 열로 유지한다. 열은 뜨거움으로 습기를 날려 보내는 역할을 한다. 그래서 체온이 정상일 경우 신진대사가 원활해 몸 안에서 정체 현상이 발생하지 않는다. 반대로 체온이 떨어지면 체내에 정체 현상이 발생해 몸이 습기로 가득해진다. 이때 우리 몸은 아토피 같은 질병의 노예로 전락하고 만다.

습濕이란?

낱말 뜻	축축하다
한의학	① 병의 원인
	② 체내 기혈氣血 순환 장애로 수기水氣가 정체된 병이다.

▲ 아토피는 체내 열이 부족해져 몸이 습해지면서 발생한다.

여름에 장맛비가 한 달 동안 이어지면 집 안은 축축해진다. 이 경우 대개는 난방장치를 틀어 습기를 날려 보낸다. 비가 계속 내려 축축해진 공기에 열을 가해 습기를 날려 보냄으로써 건조함을 유지하기 위해서다.

그렇지 않으면 습기 탓에 집 안 곳곳에 곰팡이가 생기거나 이불과 옷 등에서 냄새가 난다. 바닥이 눅눅해지고 끈적거리면서 생활에 불편을 느끼기도 한다. 여름철 우기에 상쾌하고 뽀송뽀송한 느낌을 원한다면 열로 습을 날려버려야 한다.

마찬가지로 아토피는 장마철 습기처럼 체온이 낮아 몸 안에 수분이 정체되면서 생기는 질병이다. 이러한 아토피가 발생하면 몸에 발진이 돋아나고 진물이 나오는데 이는 장마철에 생기는 곰팡이에 비유할 수 있다.

곰팡이는 사전에 예방해 생기지 않게 하는 것이 가장 좋지만, 일단 생겼다면 더 번지지 않도록 열로 다스려야 한다. 그러면 몸 안의 습기는 어떻게 없앨 수 있을까? 체내 습기를 없애려면 먼저 균형 잡힌 영양식에다 비타민과 미네랄을 충분히 보충해 연소율을 높여야 한다. 여기에 더해 매일 땀을 흘리는 운동을 하는 것이 좋다. 또 식물성 단백질을 섭취해 몸 안에 근육량을 늘려야 한다.

이런 노력을 기울이면 근육이 열을 붙잡아 열 소실과 방출을 막음으로써 건강한 열을 소유해 정상체온을 유지할 수 있다. 때로 외부 기기로 몸에 열을 쪼여 열이 몸 안에 들어가도록 하는 방법도 나쁘지 않다.

우리 면역은 외부에서 침입해 들어오는 항원에 대응하기 위해 철저히 준비를 갖추고 있다. 그중에서도 가장 민감하게 경계 태세를 늦추지 않는 곳은 바로 코 점막이다.

점막의 주된 역할은 분비와 흡수 기능이다. 점막은 대부분 끈적끈적한 점액을 분비해 병원균이 움직이지 못하게 함으로써 표피를 보호하며 구강, 위 등 소화기관에서는 음식물 흡수를 돕는다. 이 중 이물질을 걸러내고 바깥 공기의 온도와 습도를 조절하여 안쪽 호흡기관으로 전달하는 역할은 코 점막이 담당한다.

사실 이것은 굉장히 중요한 역할이다. 그런데 안타깝게도 미세먼지나 내부 독소 탓에 코 점막세포가 위험신호를 보내면 면역이 응집하면서 과잉보호를 하는 바람에 비염이나 천식이 발생한다. 이는 아토피피부염과 비슷한 증세를 보이며 알레르기 물질도 민감성을 높인다. 이처럼 아토피, 비염, 천식은 상당히 비슷하며 같은 친구들끼리 어울리는 양상을 보여 삼총사라 불린다.

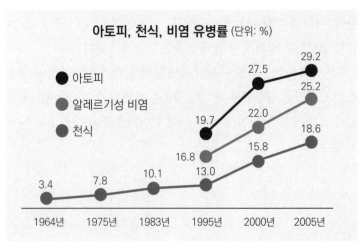

아토피, 천식, 비염 유병률 (단위: %)

● 아토피
● 알레르기성 비염
● 천식

연도	아토피	알레르기성 비염	천식
1964년			3.4
1975년			7.8
1983년			10.1
1995년	19.7	16.8	13.0
2000년	27.5	22.0	15.8
2005년	29.2	25.2	18.6

자료: 대한소아과, 환경부

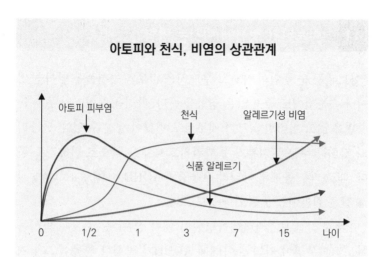

아토피와 천식, 비염의 상관관계

아토피 피부염 천식 알레르기성 비염

식품 알레르기

0   1/2   1   3   7   15   나이

▲ 아토피 피부염이 있는 어린이는 천식이나 비염이 잘 생긴다.

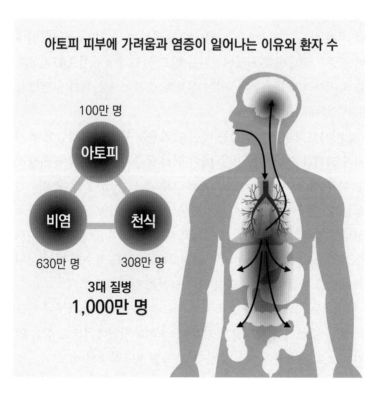

아토피 피부에 가려움과 염증이 일어나는 이유와 환자 수

100만 명

아토피

비염 천식

630만 명 308만 명

3대 질병
1,000만 명

11 아토피가 정신에 미치는 영향

아토피는 눈 주위의 약하고 부드러운 피부와 눈꺼풀을 넘어 눈썹이나 속눈썹에도 좋지 않은 영향을 준다. 가려움을 이기지 못해 눈 주변을 긁고 비비면 피부가 짓무르고 변형이 생길 수 있다. 팔다리의 접히는 부분은 피부가 두꺼워지고 어두운 색으로 변하기도 한다. 때로 피부 문제뿐 아니라 우울증과 ADHD(주의력 결핍 과다행동 장애) 같은 질환에 노출될 가능성도 크다.

미국 오리건 보건과학대학병원의 에릭 심슨Eric Simpson 박사는 아토피피부염이 있는 소아에게 ADHD가 발생할 확률이 그렇지 않은 소아에 비해 1.87배 높다는 연구 결과를 발표했다. 한국 국민보험공단과 대한아토피피부염학회의 데이터 분석에 따르면 2015년 기준 아토피피부염으로 진단받은 환자는 총 3만 6,422명인데 이들 중 9.59퍼센트가 정신질환을 앓고 있고 우울증이 2.47퍼센트를 차지한다고 발표했다. 이는 아토피 증세가 정신에까지 영향을 미친 결과다.

또한 아토피피부염을 앓는 아이를 키우는 부모는 좌절감에 빠지거나 죄책감을 느끼기 쉽다. 아이 역시 통증과 가려움증에 시달리고 피부 변화로 인한 외모 스트레스를 겪을 수 있다. 국내에서 진행한 한 연구에 따르면 아토피피부염을 앓는 아동의 가정은 부정 정서와 양육 스트레스가 큰 것으로 나타났다. 이 연구는 아토피피부염 중증도가 높은 아동의 부모는 그렇지 않은 경우에 비해 삶의 질이 낮을 확률이 7.3배 더 높다는 사실을 밝히기도 했다.

아토피는 일단 발생하면 좀처럼 치료하기가 어렵다. 더구나 아토피 환자 자신이나 환자를 바라보는 가족과 지인에게도 근심을 안겨주므로 '마음까지 아프게 한다'고 표현해도 무방할 정도다.

12 아토피 치료에 보이는 현대의학의 한계

아토피피부염은 그 임상 양상이 매우 다양하기 때문에 그에 맞는 적절한 치료가 필요하다. 이를 진단할 때는 대개 1980년 하니핀 Hanifin과 라이카Raika가 제시한 진단기준을 참고하여 진행한다.

한국은 2005년 이 진단기준을 바탕으로 3가지 주소견과 14가지 부소견으로 구성된 한국인 아토피피부염 진단기준을 발표했다. 이 기준에 따라 주소견 중 2가지 이상, 부소견 중 4가지 이상이 포함되면 아토피피부염으로 진단한다. 아토피피부염을 치료할 때는 먼저 건조한 피부를 촉촉하게 만든다. 그리고 발생한 습진과 염증을 치료하기 위해 국소 스테로이드제, 국소 칼시뉴린 억제제 및 항히스타민제를 사용한다.

한국인 아토피 피부염 진단기준

1. 주소견

> 1) 소양증(가려움증)
> 2) 피부염의 특징적인 모양과 부위
> – 2세 미만 환자: 얼굴, 몸통, 팔다리 바깥 펼쳐진 부위의 습진
> – 2세 이상 환자: 얼굴, 목, 사지 안쪽 접힌 부위의 습진
> 3) 아토피질환의 과거력 또는 가족력
> (아토피피부염, 천식, 알레르기성 비염)

2. 부소견

> 1) 건조증
> 2) 백색비강진
> 3) 눈 주위 습진과 어두운 피부
> 4) 귀 주위 습진 병변
> 5) 입술염
> 6) 손발의 비특이적 피부염
> 7) 두피의 인설
> 8) 모공 주위의 피부 두드러짐
> 9) 유두 습진
> 10) 땀이 날 때 가려움증 동반
> 11) 백색피부묘기증
> 12) 즉시형 피부반응 양성
> 13) 높은 혈청 IgE
> 14) 피부 감염에 따른 감수성

자료: 대한아토피피부학회

66

단백질은 우리 몸에 꼭 필요한 영양소다.
그런데 이 단백질이 피부로 흡수되는 독,
즉 경피독經皮毒을 만들고 있다.
이에 따라 동물성 단백질을 원인으로
많이 발생하는 아토피가 늘어나고 있다.
과거에 우리 선조는 식물성 단백질을 주로 섭취했으나
오늘날 동물성 단백질 섭취가 늘어나면서
뜻하지 않게 아토피가 증가하고 있는 것이다.
특히 우유의 주요 단백질인 카제인 성분이 아토피의 주요인이다.

99

제2장

단백질이
경피독을 만든다

어떻게 단백질이 몸과 피부를 공격하느냐고? 내가 볼 때 아토피의 제1 원인은 단백질에 있다. 알고 있다시피 단백질은 우리 몸에 반드시 필요한 구성요소이자 에너지를 만드는 3대 열량 영양소에 속한다. 또한 음식을 소화하는 효소도 모두 단백질이다.

매우 적은 양이긴 하지만 생명을 움직이는 호르몬부터 손톱과 머리털의 뼈대를 이루고 아토피질환을 일으키는 각질의 주성분인 케라틴Keratin 역시 단백질이 주원료다. 근육은 두말할 필요가 없고 생명 현상의 정수인 DNA를 비롯해 유전자가 엉키는 것을 방지하고 2차 유전정보를 저장하는 히스톤Histone도 모두 단백질로 구성되어 있다. 한마디로 단백질은 생물체 내에서 만능이라 불러도 손색이 없을 만큼 다양하고 중요한 물질이다.

인체는 20여 종의 아미노산으로 단백질을 만들어내며 지구상 모든 동식물은 22가지 아미노산 배열로 생명활동을 영위하고 있다. 아미노산이란 단백질의 최소 단위를 말한다. 10개 이상의 아미노산이 결합하면 펩타이드Peptide 덩어리가 만들어지며, 50개 이상의 아미노산 결합으로 우리가 일컫는 단백질이 형성된다.

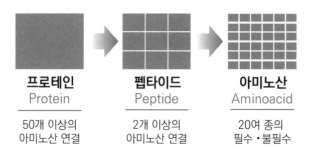

프로테인
Protein

50개 이상의
아미노산 연결

펩타이드
Peptide

2개 이상의
아미노산 연결

아미노산
Aminoacid

20여 종의
필수·불필수

그리스어 Proteios(중요한 것)에서 유래한 단백질은 프로틴Protein 으로 불리고 있다. 한자로는 '蛋白質'로 쓰는데 이는 새알의 단蛋 과 흰자의 백白에서 유래했다. 실제로 계란 흰자에는 세포의 기초 물질을 구성하는 단백질 알부민Albumin이 풍부하며 이것은 동식 물의 세포질과 조직에 존재하면서 삼투압 조절에 중요한 역할을 한다. 알부민이 부족할 경우 부종 등의 문제가 발생하기도 한다.

생물의 몸을 구성하는 고분자 유기물질인 단백질은 2017년 10 월 기준으로 13만 4,091종류가 밝혀졌으며 지금도 꾸준히 연구가 이뤄지고 있다. 연구진이 더 많은 종류의 단백질을 찾아내기 위해 연구하는 이유는 생명의 근원과 기원을 밝히기 위해서다.

단백질의 종류

단백질은 크게 2가지로 나뉜다. 하나는 순수하게 아미노산으로만 구성된 **단순단백 질**이고 또 하나는 다른 분자와 결합한 **복합단백질**이다. 복합단백질의 종류에는 7가 지가 있다.

① **핵단백질**Hucleoprotein
핵산과 결합한 단백질로 히스톤 단백질이 대표적이다.

② **당단백질**Glycoprotein
4%의 당류 함량과 결합한 단백질

③ **점성단백질**Muco-Protein
4% 이상의 당류 함량과 결합한 단백질로 글루코사민이 있다.

④ **지질단백질**Lipoprotein
지질과 결합한 단백질로 세포의 2중막에 사용한다.

⑤ **인단백질**Phosphoprotein
인산이나 인지질 외에 1% 전후의 핵산이 있는 단백질이다.

⑥ **금속단백질**Metalloprotein
철Fe 같은 금속과 결합한 단백질이며 헤모글로빈이 대표적이다.

⑦ **색소단백질**Chromoprotein
색소를 함유한 단백질을 말하며 철 때문에 붉은색을 띠는 적혈구의 헤모글로빈이 여기에 속한다.

여러 영양소 중에서도 단백질만큼 질기고 강한 영양소는 거의 없다. 이는 단백질을 구성하는 구조가 여러 개의 펩티드로 구성되어 있어서다. 가령 고기를 먹을 때 질기다고 하는 이유는 씹을 때 많은 펩티드 덩어리가 결합한 조직을 끊어내야 하기 때문이다.

단백질에 붙어 있는 결합조직에 따라 구분하는 단백질은 전체 4차 구조로 이뤄져 있고 기능 역시 제각각이다.

단백질 구조

1차 구조Primary Structure
단순히 아미노산 서열을 늘어놓은 것으로 폴리펩티드라고 한다.

2차 구조Secondary Structure
2개 이상의 아미노산 사이에 국소적으로 수소가 결합한 것을 말한다.

3차 구조Tertiary Structure
3차원 형태의 구조를 보이며 이황화 이온결합으로 단백질의 고유 기능을 나타낸다.

4차 구조Quaternary Structure
여러 개 혹은 많은 단백질이 모여 복합체를 이루는 것을 말한다.

단백질 종류

단백질

필수 아미노산 9종류

이소루신Isoleucine ⇒ Ile
류신Leucine ⇒ Leu
라이신Lysine ⇒ Lys
메티오닌Methionine ⇒ Met
페닐알라닌Phenylalanine ⇒ Phe
트레오닌Threonine ⇒ Thr
트립토판Tryptophan ⇒ Trp
발린Valine ⇒ Val
★히스티딘Histidine ⇒ His

불필수 아미노산 11종류

아스파라긴Asparaine ⇒ Asn
아스파르트산염Aspartate ⇒ Asp
글리신Glycine ⇒ Gly
◆세린Serine ⇒ Ser
시스테인Cystine ⇒ Cys
글루타민Glutamine ⇒ Gln
◆글루탐산Glutamic Acid ⇒ Giu
알라닌Alanine ⇒ Ala
프롤린Proline ⇒ Pro
티로신Tyrosine ⇒ Tyr
★아르기닌Arginine ⇒ Arg

★ 성장기 인체에 필수
◆ 정상 상태에서는 체내 합성으로 충분하지만 특정 체내 상태에서는
  합성에 제한을 받는 아미노산

▲ 인체는 20개 아미노산으로 이뤄진 약 15퍼센트의 단백질로 구성되어 있다. 이 중 11개 아미노산은 합성이 가능하지만 9개는 반드시 외부에서 섭취해야 하는 필수아미노산이다.

과학계의 최고 화두는 생명의 기원을 찾는 일이다. 그중 단연코 으뜸은 단백질이다. 이는 유전적으로 닭이 먼저인지 아니면 계란이 먼저인지 그 증명을 찾기 위해서다.

오래전부터 인류는 생명의 기원에 담긴 궁금증을 풀려고 부단히 노력해왔다. 진화론 입장에서도 진화라는 과학적 입장을 증명하고자 노력했으나 결국 생명의 최소단위인 유전자에서 막히고 말았다. 유전자를 구성하는 물질이 단백질이기 때문이다.

이들은 태양계의 90퍼센트를 차지하는 수소를 시작으로 유기물의 산소 발생 같은 이론을 나열했지만 사실 생명을 움직이는 유전자는 단백질로 구성되어 있다. 그렇다면 당연히 단백질을 우선순위에 둬야 하므로 이들의 논리는 이치에 맞지 않는다. 단백질을 만드는 공장도 세포핵 안에 존재한다. 이런 이유로 여전히 닭이 먼저인지 아니면 계란이 먼저인지를 두고 논란이 그치지 않고 있다.

이것은 연구 대상 중 가장 핵심적인 사안이다. 세포 내에서 진행되는 일을 한마디로 정의하면 '단백질 생산'이다. 우리가 섭취하는 단백질은 소화효소가 작용해 아미노산으로 최종 분해되고 어딘가에 쓰이기 위해 DNA의 명령을 기다린다.

DNA는 필요에 따라 RNA(단백질을 만드는 물질)에 명령을 하달한다. 그러면 RNA는 필요한 아미노산을 mRNA에 전달한다. mRNA가 tRNA에 아미노산을 가져오라고 명령하면 tRNA는 리보솜으로 아미노산을 가져와 생산을 시작한다.

아미노산을 합성해 단백질을 완성한 다음 이것은 소포체로 보내지고 소포체는 단백질을 포장해 골지체로 운반한다. 이어 골지체는 그렇게 받은 단백질을 세포 밖으로 내보내는 마지막 행동을 한다.

2장_ 단백질이 경피독을 만든다

4 단백질 분해효소

 4차 구조로 이뤄진 단백질은 그 성질이 질기기 때문에 여기에 대응해 분해효소가 다양하게 존재한다. 그중 대표적인 것 3가지는 펩신, 펩티다아제, 트립신이다. 이들 효소는 단백질을 분해할 때 물 분자를 이용해 펩티드 결합을 끊는 특징이 있어 '단백질 가수분해효소'라고도 한다.

① **펩신**Pepsin

위에서 분비되는 소화효소로 단백질을 폴리펩티드로 분해한다. 처음에는 비활성 펩시노젠Pepsinogen으로 분비되지만 염산 작용 덕분에 펩신으로 활성화해 단백질을 분해하는 능력을 얻는다.

② **트립신**Trypsin

췌장(이자)에서 분비되는 소화효소로 위에서 제대로 분해되지 않은 단백질이나 분해된 폴리펩티드를 펩톤으로 분해한다.

③ **펩티다아제**Peptidase

소장에서 분비되는 소화효소로 폴리펩티드를 본격적으로 아미노산으로 분해한다.

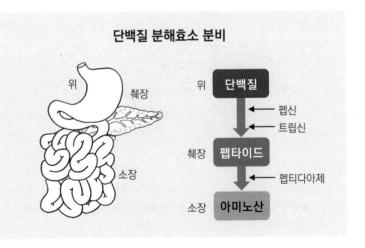

단백질 분해효소 분비

앞에 소개한 대표적인 단백질 분해효소가 단백질을 모두 분해하는 것은 아니다. 밀가루의 글루텐Gluten과 우유에 있는 카제인 Casein은 분해효소가 없어 몸 안에서 심한 가스Gas를 만들어낸다. 최근 무카제인 커피와 식품이 등장한 것은 건강을 생각하는 입장에서 식품을 제조 및 생산해 소비자에게 더 가까이 다가가려는 움직임으로 볼 수 있다.

우유를 끓였을 때 위에 걸쭉하게 나타나는 물질이 바로 카제인이다. 산업 분야에서는 이 물질을 가공해 의약품과 접착제, 페인트 등의 원료로 사용하고 있다. 그만큼 접착력이 뛰어나기 때문이다.

밀가루가 끈적끈적해지고 빵이 부풀어 오르게 만드는 물질은 글루텐이다. 엄격한 채식주의자인 비건Vegan족은 육식 대신 콩고기 글루텐으로 단백질을 섭취하는데 이는 오히려 육식 단백질보다 몸에 더 해로운 결과를 낸다. 글루텐 섭취는 가급적 줄이는 것이 좋다. 또한 아토피 환자는 카제인을 함유한 우유를 당장 끊어야 한다.

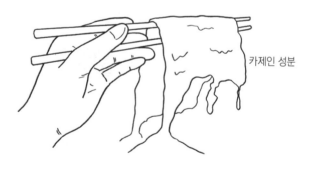

카제인 성분

▲ 우유 속의 걸쭉한 물질 카제인은 접착제 원료로 쓰이며 대사를 막아 아토피와 질병의 원인으로 지목받고 있다.

아토피를 일으키는 주요 요인 중 가장 먼저 단백질을 소개하는 이유는 우유와 육식을 거론하기 위해서다. 왜 아토피는 단백질과 깊은 관계가 있는 것일까? 특히 우유의 어떤 성분이 아토피에 깊이 관여하는 것일까? 지금부터 그 내용을 알아보자.

세상에 태어나면 우리는 의무적으로 3일간 해독을 해야 한다. 이것은 자연의 순리다. 엄마 젖은 정확히 4일째가 되어야 나온다. 이에 따라 과거에는 엄마 젖이 나오지 않는 3일 동안 어쩔 수 없이 굶어야 했다. 아기는 3일 동안 굶으면서 10개월간 엄마 뱃속에서 먹기만 했던 영양분의 배설물을 내보낸다. 그렇게 시커먼 배설을 하고 나서 4일째에 엄마 젖을 먹으며 황금색 변을 본다.

그러나 오늘날 태어나는 아기는 이러한 자연의 순리를 따르지 않는다. 태어나자마자 병원에서 준비한 분유를 먹는 것이다. 그처럼 해독 없이 계속 먹다 보니 몸 안의 독이 그대로 남아 어릴 때부터 아토피에 걸리고 만다.

그 이유는 분유나 우유에 함유된 접착물질 카제인 때문이다. 이 성분은 위와 소화기 점막에 달라붙어 일반 음식의 소화를 방해한다. 여기에다 유당 분해효소가 없는 사람은 많은 가스를 만들어내 트러블이 발생한다. 이 모든 것은 독이다.

이러한 독이 간을 통과해 피부에 나타나는 것이 바로 아토피 증세다. 물론 아토피는 여러 가지 원인으로 나타나지만 어릴 때부터 아토피에 걸리는 식습관에 길들여져 환경에 따라 아토피로 쉽게 진전되는 체질로 바뀐 탓이 크다.

'비정상적인' 혹은 '원인을 알 수 없는' 같은 수식어를 달고 있는 아토피를 다루면서 유독 우유를 거론하는 이유는 천식, 비염, 아토피가 밀접하게 연결되어 있음을 알 수 있기 때문이다. 실제로 이들 질병의 공통점을 파고들다 보면 결국 우유라는 결론에 도달한다.

주위에서 같은 증상으로 고통받는 사람들에게 질문을 해보면 거의 대부분 우유나 유제품, 가공식품, 육식을 즐겨 먹는 식습관이 쉽게 드러난다. 이들이 호전되기를 바라거나 치료를 원할 때는 반드시 이러한 식단을 먼저 고치라고 조언해야 다음 단계로 나아갈 수 있다.

물론 우유업계에 종사하거나 지금까지 관련 식품을 먹었어도 별다른 문제가 없었다면 아마 우유 예찬론을 펼치며 아무 상관이 없다고 할 것이다. 우유에 들어 있는 많은 유익한 영양 성분을 거론하며 필요한 식품이라고 장담할지도 모른다.

만약 주위에 아토피로 고통받는 사람이 있다면 우유를 끊게 하고 한 달 정도 지켜보라. 장담하건대 몸이 좋아지고 있음을 확연히 느낄 것이다.

우유의 카제인이 위장 점막세포를 방해하면 그다음부터 서서히 문제가 발생한다. 가장 먼저 단백질 분해가 어려워진다. 단백질은 첫 번째 관문인 위에서 소화를 시작한다. 앞서 설명했듯 위는 단백질을 소화하는 펩신효소를 분비한다.

그러나 펩신 하나로 매우 질긴 단백질을 분해하는 것은 어려우므로 먼저 위에서 위산이라는 산성물질을 분비해 단백질을 분해하기 쉽게 녹인다. 이어 펩신의 비활성 상태인 펩시노겐이 분비되어 위산과 결합해 활성화한다. 이 물질은 단백질을 1차로 폴리펩티드로 분해한다.

이 순차적인 질서를 방해하는 물질이 우유 속 카제인 성분이다. 처음부터 카제인이 위산 분비를 방해해 부족해진 위산이 펩시노겐과 결합해도 단백질을 제대로 분해하지 못해 몸에 많은 독소를 내뿜는다.

이들 독소가 혈액을 타고 폐를 더럽히면 천식이 되고 비강에 몰리면 비염이라는 염증을 만들어낸다. 이것은 단순히 단백질이라는 영양 문제뿐 아니라 다른 많은 영양소에도 영향을 끼친다.

아토피와 질병의 원인

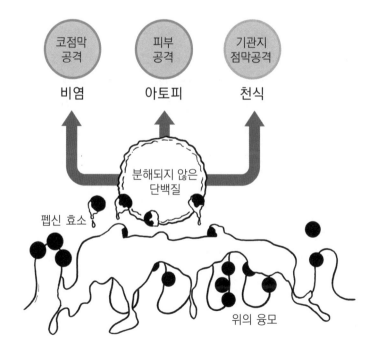

7 유리 펩티드 물질을 공격하는 면역

덜 분해된 단백질 분자가 정상적인 대사를 거치지 못해 혈중에 떠돌아다니는 것을 '유리遊離한다'고 표현하며 Free라고 부른다. 이들 입자가 끈적거리는 관절에 붙었을 때 면역이 공격하는 것을 류머티즘관절염이라고 한다. 눈에 붙어 있어 염증을 일으키는 것은 백내장이고 폐에서는 천식 등 다양한 질병을 일으킨다. 그리고 몸의 최종 말단인 피부에 모여들어 면역이 공격하면서 발생하는 질환이 바로 우리가 말하는 아토피의 원인 중 하나다.

단백질이 덜 분해되면 장내미생물을 더럽혀 면역 균형을 잃게 하고 심한 방귀를 내뿜게 하는데, 이는 모두 단백질의 불완전 분해로 발생하는 현상들이다.

이처럼 단백질을 제대로 대사하지 못해 여러 질병에 걸리는 것을 막기 위해서라도 아기가 태어나면 3일간 반드시 해독을 거쳐야 한다. 태어날 때 거치는 자연 해독기간 3일은 질긴 단백질을 잘 분해하도록 소화기를 튼튼하게 해준다. 여기에다 풍부한 소화효소와 관련 물질이 나와 소아아토피나 당뇨 등의 질병으로부터 안전하다.

어릴 때부터 가급적 우유를 멀리하고 식물성 단백질로 단백질을 보충하는 식습관을 들여야 한다. 나아가 단백질을 잘 분해하도록 물을 충분히 마시고 소화기 건강을 위해 소식하며 간식과 야식은 피해야 한다.

만약 지금 아토피로 고생한다면 처음부터 다시 속을 비우는 것으로 시작해 건강을 향해 한 걸음씩 내딛는 연습을 하는 것이 좋다. 그러면 생각보다 더 빨리 몸이 좋아지는 것을 확인할 수 있을 것이다.

펩티드로 발생하는 대표적인 질병

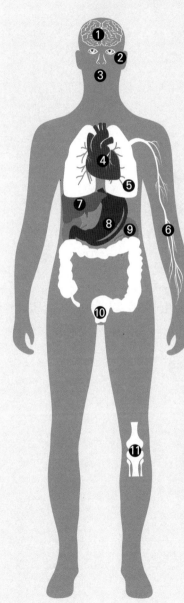

① 치매

② 백내장

③ 비염

④ 심장질환

⑤ 천식

⑥ 혈관 장애

⑦ 간경화, 간염

⑧ 위염

⑨ 신장질환

⑩ 치질, 악성변비,

⑪ 류머티즘관절염

▲ 흔히 '돌을 씹어도 소화하는 나이'
라는 말을 하는데 이는 위산이나 단
백질을 분해하는 효소가 풍족하다는
것을 의미한다. 단백질대사가 불완전
하면 피부가 예민해지거나 피부질환
이 발생하며 그중 하나가 아토피다.

66

아토피를 자가면역질환이라고 하는데
이는 면역이 몸을 공격해서 발생하기 때문이다.
문제의 원인은 면역 그 자체라기보다
면역이 과잉 반응하게 만드는 많은 독소에 있다.
몸에 지속적인 독소를 만드는 이상 아토피는 치료할 수 없다.
그러므로 몸 안팎에서 독이 되는 것을 최소화해야 한다.

99

제3장

경피독 항원에 과잉 반응하는 면역

아토피는 면역으로 염증이 발생하고 또 질환도 심해지는 상관관계성을 보이는 '자가면역질환'이다. 면역에 대항하는 물질을 항원Antigen이라 하는데 대부분 분자량이 큰 단백질이나 펩티드로 구성되어 있으며 세균, 바이러스, 미생물도 포함된다.

이들은 모두 T세포 중 기억T세포Memory T Cell가 기억하고 있어 침입하면 처리가 가능하다. 실제로 면역이 매일 눈과 입, 호흡기로 들어오는 모든 침입자를 처리하기 때문에 감기나 다른 문제가 발생하지 않는 것이다. 때로 감기에 걸리는 것은 몸에 처음 유입된 신종 인플루엔자 바이러스라 T세포에 정보가 없어서다. 그러나 처음 들어온 바이러스와 싸우면서 정보를 기억해두면 재차 유입될 때는 가볍게 물리쳐 몸을 보호한다.

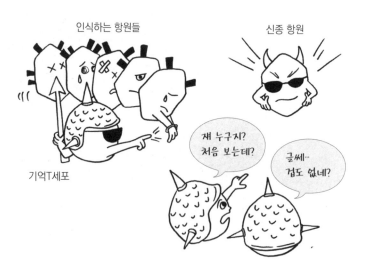

▲ 몸에 들어와 면역 전쟁을 치르면 모든 항원은 표시되며 신종 항원은 항체가 만들어지기까지 5일 정도 걸린다.

2 항원에 대응하는 면역 메커니즘

몸에 처음 들어온 바이러스나 균은 인식T세포Recognition T Cell
가 감지한다. T세포는 목의 흉선Thymus에서 만들어지기 때문에
흉선의 T를 따서 T세포라고 불린다. 인식T세포는 곧바로 바이러
스에게 다가가 신종 바이러스를 검사하기 시작한다. 혼자 퇴치가
가능한지 아니면 친구들을 불러야 하는지 빨리 인식한 다음, 도저
히 혼자 퇴치하기가 불가능하다고 생각하면 같은 인식T세포들을
불러 모은다.

바이러스 주변으로 모인 인식T세포들은 함께 바이러스를 퇴치
할 수 있는지 가늠하고 다시 퇴치가 불가능하다고 판단하면 곧바
로 골수에서 만들어지는 B세포에게 신종 바이러스의 생김새나 약
점 같은 정보를 넘겨준다.

B세포는 포유동물의 골수Bone Marrow Derived Cell에서 생성되며
머리글자 B를 따서 B세포라고 불린다. 이러한 B세포는 인식T세
포에게 받은 정보로 바이러스에 맞는 항체Antibody를 만들어 발포
한다.

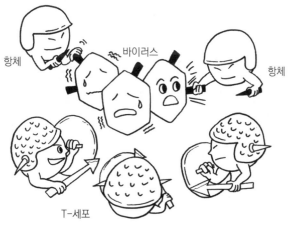

▲ B세포가 바이러스에 항체를 표시하면 T세포가 처리한다.

B세포의 항체로 항원이 꼼짝하지 못하면 그때 비로소 도움T세포Helper T Cell가 달려가 전문가인 살해T세포Killer T Cell에게 살생부를 건넨다. 그러면 살해T세포는 항체에 결박된 항원을 거침없이 신속하게 처리한다. 이것으로 모든 과정이 끝나면 좋겠지만 바이러스의 저항이 생각보다 강하고 더구나 슈퍼 바이러스라면 얘기는 달라진다.

살해T세포의 힘으로 제압하지 못할 경우 도움T세포는 사이토카인Cytokine 물질을 분비해 B세포에게 더 많은 수갑을 채우라고 명령한다. 그리고 주위의 많은 살해T세포를 불러들여 협공으로 바이러스를 퇴치한다. 이것은 마치 치열한 전투를 치르는 것과 같다. 이 전쟁에서 바이러스에게 지면 몸은 생명이 위태로워지며 병원에서 강력한 항생제를 투여해도 듣지 않는다.

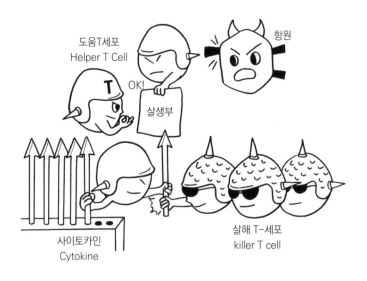

▲ B세포가 표시한 항체를 확인하면 도움T세포는 전문 살해T세포에게 살생부를 전달하고 살해T세포는 곧바로 항원을 공격한다.

　전쟁이 치열해질 경우 몸은 열꽃이 필 정도로 체온이 40℃ 이상 올라가고 질환이 심해져 앓아눕고 만다. 면역 전쟁을 치르다가 자칫 잘못하면 생명 임계선까지 도달할 수 있기 때문에 이 위험을 막기 위해 조절T세포Regulatory T Cell가 살해T세포 주위에서 상황을 주시한다.

　싸움이 너무 과하다 싶으면 억제T세포Suppressor T Cell가 살해T세포의 흥분을 가라앉힌다. 만약 전쟁에서 밀리면 다시 도움T세포가 살해T세포의 어깨와 다리를 주물러주는 등 힘을 북돋워주어 싸움을 계속 이어가게 한다. 시간이 흘러 살해T세포가 싸움에서 이길 경우 모든 시나리오를 기억T세포가 기억하고 있다가 같은 바이러스가 침입했을 때 인식T세포에게 정보를 줘 다시금 큰 전쟁 없이 한 번에 처리하도록 도와준다.

T세포의 종류와 각 기능

기억 T-세포
Memory T cell

조절 T-세포
Regulatory T cell

도움 T-세포
Helper T cell

살해 T-세포
killer T cell

억제 T-세포
Suppressor T cell

항체는 한마디로 경찰이 악당을 붙잡아 꼼짝하지 못하게 채우는 수갑과 같다. 수갑을 채울 경우 일단 죄인으로 바라보는 것처럼 바이러스에 항체를 채우면 이는 항원이라는 표시로 무조건 제거 대상이다. 그러나 신종 바이러스에 딱 맞는 항체를 만들기까지는 5일 정도 시간이 걸리므로 우리가 감기에 걸리면 대략 항체를 만들어 처리하는 5일이 지나서야 호전된다.

만약 다음에 같은 바이러스가 재침입하면 그때는 이미 정보가 있어 꼼짝하지 못하게 하는 수갑을 채워 처리하므로 감기에 걸리지 않는다.

항체는 전체적으로 Y 모양을 하고 있으며 성분은 혈액에서 생성된 당단백질로 이뤄져 있다. 일반적으로 항체라고 하면 면역 항체를 가리키는데 면역글로불린Immunoglobulin이라 부르며 Ig로 표기한다.

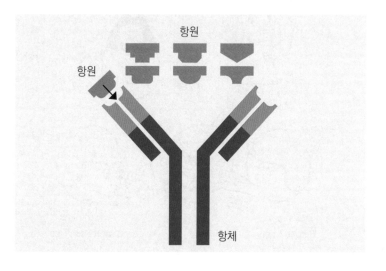

혈액 내에서 생성된 항체는 혈액과 림프에 저장되며 항원에 필요한 면역 반응이 일어났을 때 이동해 B세포가 사용한다. 현재 IgA, IgD, IgE, IgG, IgM의 다섯 종류가 알려져 있다.

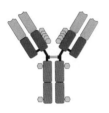

IgA

장과 비강의 점막이나 눈물, 침에서 분비되어 과립구인 호산구Eosinophil가 기생충을 인지하고 죽이는 것을 돕는다. 모유에 함유되어 있어 신생아의 면역을 돕는다.

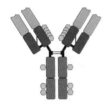

IgD

B세포가 항원을 정확히 인지하는 능력을 돕고 활성화와 강화하는 것을 도와준다.

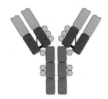

IgE

이물질을 퇴치하기 위해 비만세포에서 히스타민 물질을 분비하게 하며 호산구가 기생충을 인지하고 죽이는 것을 돕는다. 하지만 너무 과하면 과민 반응으로 알레르기 반응이나 아토피 염증을 일으킨다.

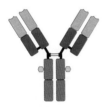

IgG

주로 면역 반응을 담당하는 항체로 대식세포와 중성구의 식균 작용을 돕는다. 또 NK세포 활성화를 돕고 태반을 통과한다. 모유에서도 분비되어 태아와 신생아의 면역 반응을 돕는다.

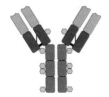

IgM

혈청단백질로 이뤄져 있으며 1차 면역 반응에서 만들어지는 최초의 항체로 탐식, 살균 작용을 한다.

면역 반응은 크게 3가지로 구분할 수 있다. 면역이 저하하면 암이 발생해 기생충이 기생하고 면역이 과하면 아토피가 발생한다. 면역이 중간 입장인 바보가 되면 당뇨나 류머티즘관절염 같은 여러 자가면역질환에 걸린다. 따라서 아토피를 치료하려면 소화기를 강화해 단백질이 제대로 분해되도록 하고 과잉 면역을 잠재워야 한다.

3가지 면역 반응으로 발생하는 자가면역질환

과잉 반응
Overreacting

· **아토피Atopy**
· 알레르기Allergy
· 천식Asthma
· 꽃가루Pollinosis

건강한 면역

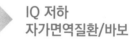

IQ 저하
자가면역질환/바보

· 당뇨Diabetes
· 류머티즘Rheumatism
· 다발성 경화증Multiple Sclerosis
· 각종 자가면역질환

과소 반응
Underreacting

· 암Cancer
· 박테리아Bacteria
· 바이러스Virus
· 곰팡이Fungus
· 기생충Paraside

바이러스, 균, 미생물 등의 항원에 보이는 면역 반응은 만들어진 유전 정보에 따른 시스템대로 움직여 몸을 보호한다. 하지만 면역 과잉으로 나타나는 아토피는 얘기가 완전히 다르다. 아토피는 외부 적의 침입이 아닌 몸 안에서 생기는 적 때문에 발생한다.

몸 안에서 생기는 적이란 크게 유리 단백질과 균 사멸로 파괴되면서 내뿜는 내독소Endotoxin로 나눌 수 있다. 이 중 아토피는 유리 단백질을 원인으로 발생한다. 앞서 말했듯 불완전 대사로 발생한 단백질 물질이 몸을 떠돌면 면역은 공격을 시도한다. 이것은 병원체가 아니라서 B세포에게 항체를 만들라고 할 필요도 없고 별도의 T세포들을 모으지도 않는다.

면역 반응의 역할

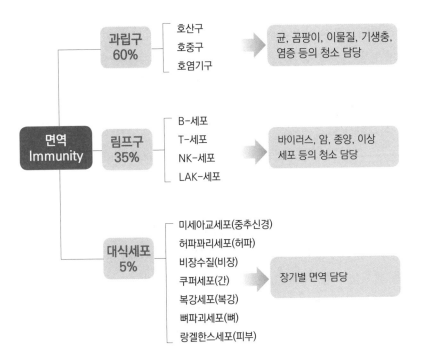

단백질은 특이하게도 다른 영양소와 달리 질소N를 함유하고 있다. 질소는 단백질의 핵심 구성 성분으로 몸 안에서 3퍼센트를 차지한다. 이것은 자체 독소는 없지만 산소와 만나 독소를 만들기도 하고 탄력과 탄성을 형성하는 산화질소가 되기도 한다.

가령 방귀 냄새나 오줌의 지린내는 모두 질소 부산물에 속한다. 통풍의 원인으로 알려진 요산도 질소 화합물이다. 만약 이러한 불완전 단백질이 몸속을 떠돌면 문제를 일으키므로 면역은 이를 처리하려 한다. 물론 충분히 처리하면 괜찮지만 몸 안에 지속적으로 단백질 독소가 유입될 경우 면역은 과잉 반응을 일으킨다. 독소가 많으면 그만큼 처리해야 하는 면역도 증가하므로 독소가 많이 쌓인 곳이나 집결한 곳에는 면역도 같이 모여 있다고 보면 된다.

끊임없이 밀려오는 독소를 처리하느라 고생하는 시간이 길어지면 면역도 지쳐버려 처리 능력에 정확성이 떨어진다. 이 경우 주위의 엉뚱한 곳을 공격해 상처를 내기도 하고 적은 양을 처리하면서 과하게 행동해 염증을 일으키기도 한다. 바로 이것이 아토피성 염증 반응이다.

이러한 아토피는 작은 자극인 꽃가루나 환경에도 민감하게 반응한다. 이때 눈이나 점막세포가 부어오르고 벌겋게 변색이 일어난다. 특히 계절이 변화하는 환절기에는 피부도 심하게 변하고 피가 나도록 긁어도 가려움증이 멈추질 않는다. 이 가려움증 뒤에는 정신과 마음을 소극적으로 만드는 상처가 뒤따른다.

이때 많은 사람이 스테로이드나 항히스타민제제를 사용한다. 이는 과잉 면역을 억제하는 것이 아니라 면역을 바보로 만드는 약품이다. 바보가 된 면역이 잠시 잠들게 해서 가려움증을 완화하려는 것이 목적인데 시간이 지나 면역이 잠에서 깨어나면 더 큰 문제가 발생한다. 자신이 잠든 사이 더 많이 쌓인 독을 처리하기 위해 더욱더 과잉 행동을 하기 때문이다.

그 탓에 아토피 약품을 계속 사용하면 시간이 지나면서 강도가 더 강한 약품을 사용해야 하고 사용 빈도도 늘어난다. 그러다 어느 순간 연고 없이는 도저히 살 수 없는 인생으로 전락하고 만다. 그때부터는 인생의 즐거움과 기쁨, 행복 등 꿈꾸던 모든 일이 내 소유에서 남의 것으로 바뀐다. 이처럼 아토피는 우리의 마음에까지 크게 상처를 낸다.

아토피질환 사이클

> 현대 문명의 잔재물인 미세먼지가
> 이제 우리의 일상용어가 되었다.
> 그런데 이 미세먼지 농도가 좀처럼
> 가라앉을 기미가 보이지 않아 큰 우려를 자아내고 있다.
> 미세먼지를 해결하지 않는 이상
> 아토피 증가세는 멈추지 않을 것이다.
> 맑은 공기 부족은 연소 부족으로 이어져
> 아토피를 부채질한다.

제4장

경피독을 부채질하는
미세먼지

미세먼지는 아토피를 부채질한다

10여 년 전만 해도 우리는 미세먼지라는 말을 거의 들어본 적이 없다. 이 생소한 단어가 이제는 일기예보에서 빠짐없이 거론하는 용어로 부상했다. 아침에 일어나면 앱으로 미세먼지 농도부터 확인한다는 사람도 아주 많다. 또 미세먼지 탓에 감기에 걸리지 않아도 마스크를 챙기는 것이 거의 일상화했다.

근래 들어 미세먼지가 우리 건강을 매섭게 위협하는 존재로 떠오른 까닭은 무엇일까? 미세먼지는 어떻게 아토피를 부채질하는 것일까?

우리 시야를 뿌옇게 흐려놓는 미세먼지는 크게 2가지 이유로 발생한다. 하나는 국내 산업시설이나 기타 영향으로 생긴 것이고 다른 하나는 중국에서 날아 들어오는 것이다. 국내에서 발생하는 미세먼지도 적지 않지만 그 정도 양은 충분히 해결할 수 있다. 그러나 중국에서 대거 날아드는 미세먼지를 차단하는 것은 아직 뾰족한 해법이 없는 상태다.

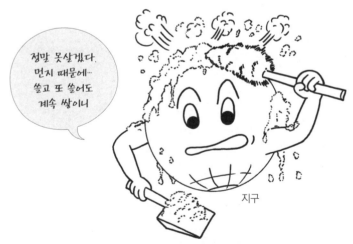

지구

▲ 방심하는 사이 우리 곁에 바짝 다가온 미세먼지는 10년 만에 대기 질과 우리 삶을 완전히 바꿔놓았다. 특히 지구에 가득 찬 미세먼지는 아토피의 주요 원인이다.

예전에 중국에서 들어온 오염물질은 봄철 황사가 전부였으나 10여 년 전부터 중국이 본격적으로 산업화에 몰두하면서 미세먼지 공습이 일상이 되었다.

황사는 단순한 모래바람이라 인체에 끼치는 해가 미미하지만 미세먼지에는 산업화의 잔재물인 중금속이 포함되어 있어 인체, 환경, 농작물에까지 많은 피해를 일으키고 있다. 앞으로 미세먼지 공습은 멈추거나 줄어들 것인가, 아니면 지속되거나 증가할 것인가?

이 문제는 우리의 생존권과 밀접하게 연결되어 있으므로 결코 가볍게 여겨서는 안 된다. 반드시 정부 차원에서 대책을 마련하는 것은 물론 개개인도 만반의 준비를 갖춰야 한다. 뜻하지 않게 각 가정마다 공기청정기를 들여놓는 것을 보니 왠지 씁쓸함이 밀려온다. 더구나 미세먼지를 날려 보내는 중국이 한국에 저가를 앞세워 공기청정기까지 팔아먹는 이 아이러니한 상황에 짜증이 나기까지 한다.

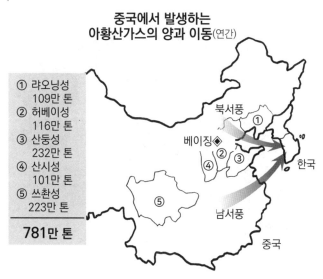

**중국에서 발생하는
아황산가스의 양과 이동**(연간)

① 랴오닝성
109만 톤
② 허베이성
116만 톤
③ 산둥성
232만 톤
④ 산시성
101만 톤
⑤ 쓰촨성
223만 톤

781만 톤

북서풍
베이징◆
한국
남서풍
중국

▲ 대한민국에 유입되는 미세먼지는 대개 내몽골의 황사와 합쳐진 중국발이다. 연간 781만 톤의 미세먼지가 대한민국에 쌓이고 있다.

미세먼지가 잦아들기를 바란다면 먼저 중국의 현 상황을 잘 알아야 한다. 중국이 산업화에 성공해 선진사회로 진입하면 미세먼지 양은 상당히 줄어들 것이다. 반면 중국이 산업화에 실패해 계속 중진국으로 머물 경우 암담하게도 미세먼지가 줄어들 가능성은 낮다.

문제는 중국의 산업화 미래가 불투명하다는 데 있다. 오히려 중국은 후진국으로 점점 후퇴할 확률이 높다. 지난 10여 년 동안 중국은 세계의 굴뚝이라 불리며 값싼 공산품과 농산물을 거침없이 쏟아냈다. 덕분에 중국은 어느 누구도 부정할 수 없을 만큼 급성장했다. 그 과정에서 산업화의 부산물인 미세먼지가 폭발적으로 증가했고 이는 고스란히 주변국에 피해를 떠안겼다. 그중에서도 거리가 가까운 한국이 가장 큰 피해를 보고 있다.

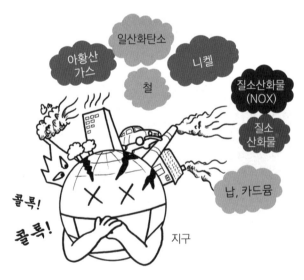

▲ 미세먼지에는 순수 먼지만 있는 것이 아니라 석유계 화합물인 독성물질이 가득하다.
이것은 대부분 중금속에 속한다.

3 사막화로 낡아가는 지구

중국에서 날아오는 미세먼지 끝자락에는 사막화도 한몫하고 있다. 매일 축구장 넓이의 땅이 사막화하고 있는데 이는 중국의 황사와 미세먼지 농도를 짙게 만들고 있다.

중국 내몽골 지역에서 시작된 사막화는 점점 중국 내륙까지 잠식하고 있다. 아직 사막화를 막을 뾰족한 방법이 없어서 중국은 그저 바라보기만 할 뿐 손을 쓰지 못하고 있다. 결국 황사가 섞인 미세먼지가 한국까지 날아오는 상황이라 우리가 가장 큰 피해를 보고 있다. 한마디로 대한민국이 고약한 이웃을 만난 셈이다.

사막화는 물 부족으로 발생한다. 문제는 사막화하는 지역의 가뭄과 황폐화가 현재진행형이라는 점이다. 그 탓에 대기가 흐릿해져 한국은 맑은 하늘을 드문드문 보는 상황에 놓여 있다. 이러다가 갈수록 맑은 날보다 뿌연 날을 더 많이 보는 것은 아닌지 상당히 염려스럽다. 늘 당연시하던 파란 하늘을 보는 것이 어쩌다 손에 꼽을 정도가 되었는지 정말 안타까운 노릇이다.

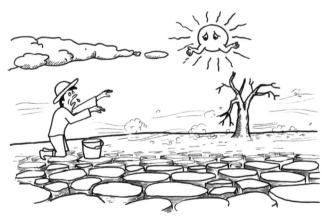

▲ 온난화는 사막화를 촉진한다. 대지가 사막화하면 거친 바람이 불 때마다 먼지가 발생한다. 지구 온난화를 막지 않는 한 미세먼지는 멈추지 않을 것으로 보인다.

 미세먼지는 아토피에 어떤 영향을 줄까?

 미세먼지는 대기를 교란하는 물질이다. 미세먼지 농도가 높을수록 대기 질은 그만큼 나빠질 수밖에 없다. 대기 질이 나빠진다는 것은 곧 공기 속 산소가 부족해진다는 것을 의미한다.

 우리가 호흡으로 들이마시는 공기에는 78퍼센트의 질소와 21퍼센트의 산소 그리고 1퍼센트의 아르곤 외 기타 물질이 들어 있다. 공기가 사람이 사는 지면 가까이에 있는 이유는 무거운 질소를 포함하고 있기 때문이다. 만약 질소가 조금이라도 가벼웠다면 우리는 모두 에베레스트산 같은 산꼭대기에서 살았을지도 모른다.

 다행히 공기 중에 질소가 78퍼센트나 있어서 우리는 평지에서도 공짜로 공기를 죽을 때까지 마실 수 있다. 산소 역시 21퍼센트의 비율을 차지하고 있다.

아토피에 영향을 주는 미세먼지

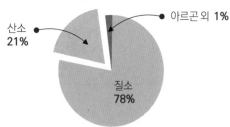

▼ 우리 몸의 65퍼센트를 차지하는 산소는
   에너지를 생성하며 생명 유지에 절대적이다.

산소
21%

아르곤 외 1%

질소
78%

▲ 질소는 우리 몸의 3퍼센트를 차지하는 원소다. 이러한 질소는 질소대사로 호르몬과 효소를 만들고 근육 형성에 도움을 주며 모든 장기의 탄력을 유지해준다.

  만약 산소가 조금이라도 많았다면 무더운 여름에 산마다 불이 났을 것이다. 산소량이 늘어나면 연소하는 힘이 있는 산소는 21퍼센트로 조절하기 위해 자연발아로 산불을 일으킨다. 실제로 이런 현상이 아프리카 같은 열대지역에서 간혹 발생하고 있다. 반대로 산소량이 조금이라도 줄어들면 지구상의 대다수 생명체가 생존의 위협을 받거나 사망할 가능성이 크다.

  그만큼 공기 속의 질소, 산소 비율은 오묘하게도 상당히 과학적이다. 그것을 인위적으로 만들었다면 과연 그 정도의 정확성을 담보할 수 있었을까? 우리 몸에서 산소는 원소의 65퍼센트를 차지하며 생명활동에서 가장 중요한 역할을 한다. 몸 안의 산소량을 산소포화도Oxygen Saturation라고 하는데 산소가 그 포화도 밑으로 줄어들면 몸은 산성으로 기울고 대사가 잘 이뤄지지 않는 문제가 발생한다. 암도 산소 부족으로 발생하는 대사증후군의 일종이며 아토피도 여기에 속한다.

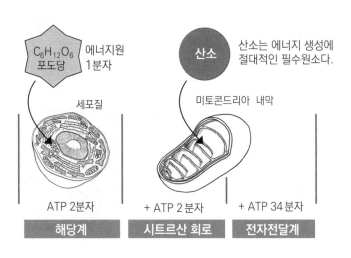

$C_6H_{12}O_6$ 포도당 에너지원 1분자

산소

산소는 에너지 생성에 절대적인 필수원소다.

세포질

미토콘드리아 내막

ATP 2분자

+ ATP 2 분자

+ ATP 34 분자

해당계　　　시트르산 회로　　　전자전달계

이처럼 산소는 우리 몸에 매우 중요한 원소인데 바로 미세먼지가 산소 결핍을 일으키는 가장 강력한 물질이다. 미세먼지는 우리가 호흡할 때 몸 안으로 들어와 산소 결핍을 유발한다.

산소는 영양소를 에너지로 만들 때 반드시 필요한 원소다. 이는 우리가 불을 지피면서 입으로 산소를 불어넣는 것과 마찬가지 원리다. 산소 부족은 결국 불연소로 몸 속 독소를 만들어내므로 아토피와 미세먼지에 상당한 필연관계가 있음을 알 수 있다.

대기 오염 물질 농도와 아토피 피부염의 상관관계

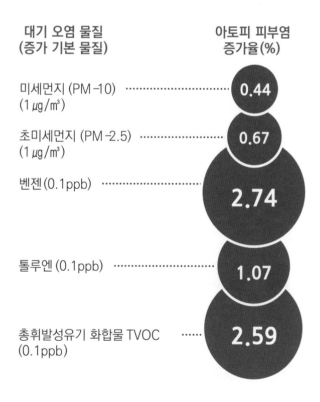

대기 오염 물질
(증가 기본 물질)

아토피 피부염
증가율(%)

미세먼지 (PM -10)
(1 μg/㎥) ············· 0.44

초미세먼지 (PM -2.5)
(1 μg/㎥) ············· 0.67

벤젠(0.1ppb) ············· 2.74

톨루엔(0.1ppb) ············· 1.07

총휘발성유기 화합물 TVOC
(0.1ppb) ····· 2.59

우리는 종종 아토피 환자가 캐나다나 뉴질랜드 같은 지역에 머물렀더니 자연 치료되었다는 이야기를 듣는다. 이는 공기 속에 산소가 충분히 존재해 체내에서 완전 대사가 이뤄졌기 때문이다. 그렇지만 다시 한국에 돌아오면 아토피가 재발한다. 이는 식생활과 상관없이 산소가 어떻게 연소하느냐에 따른 결과로 볼 수 있다.

아무리 좋은 식품을 섭취해도 산소가 부족하면 독소를 많이 만든다. 식품 가치가 좀 떨어져도 산소가 충분하면 연소율이 높아 독소를 많이 만들지 않는다. 결국 근래 들어 아토피 발생 요인 중 하나로 미세먼지를 지목하는 데는 그만한 이유가 있는 셈이다.

미세먼지는 호흡기로 체내에 들어올 때 코 점막세포를 자극한다. 이때 코 점막세포에 서식하는 면역이 약화하면 비염이나 천식으로 진행될 가능성이 높아진다.

점막을 자극하는 미세먼지

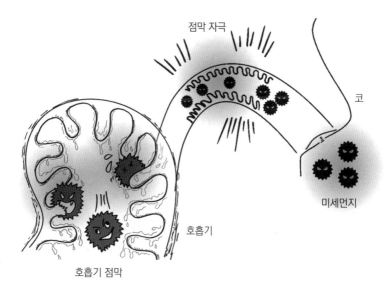

미세먼지 속에는 많은 중금속이 들어 있다. 이런 중금속은 몸 안에 대사할 효소가 없어 그대로 쌓이면서 장기와 세포를 파괴한다. 이 경우 손상된 세포는 염증을 만들고 때로 암으로 발전하기도 한다. 피부에는 1차 보호막이 있어서 외부 요소의 침입으로부터 몸을 보호하는 기능을 하지만 체내로 들어온 중금속에는 속수무책으로 당할 수밖에 없다.

미세먼지 속 중금속

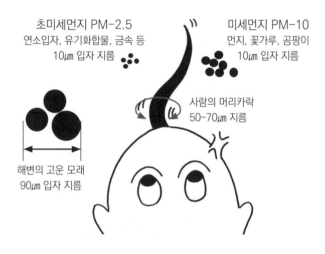

초미세먼지 PM-2.5
연소입자, 유기화합물, 금속 등
10㎛ 입자 지름

미세먼지 PM-10
먼지, 꽃가루, 곰팡이
10㎛ 입자 지름

사람의 머리카락
50~70㎛ 지름

해변의 고운 모래
90㎛ 입자 지름

특히 미세먼지 농도가 매우 나쁨 단계일 때 1시간 외출하는 것은 밀폐된 공간에서 담배연기를 1시간 24분 동안 마시는 것과 같다. 또 디젤(경유) 자동차 뒤에서 매연을 3시간 40분 동안 들이마시는 것과도 같다. 이러한 연구 결과가 보여주듯 이 정도 미세먼지가 날아들 경우 피부 스트레스는 물론 많은 염증이 발생한다.

아토피 환자가 공기 좋은 지역에서 자연 치료되는 것은 공기 속에 산소 농도가 충분해 몸 안에서 완전한 대사가 이뤄진 덕분이다. 그만큼 산소는 아토피에 커다란 영향을 미친다.

 미세먼지가 심한 날이 계속 이어지고 그 공기를 호흡기로 들이마시면 면역 교란이 발생한다. 이때 우리 몸은 체내에서 미세먼지 성분을 공격하는 것은 물론 피부에 내려앉은 미세먼지가 몸 안으로 유입될까 민감하게 반응하면서 면역이 공격을 시도한다. 이 경우 미세먼지의 영향으로 면역 과잉 반응이 일어나 심한 가려움증과 염증이 발생하고 갈수록 증상이 깊어진다.
 그러므로 미세먼지가 심한 날에는 피부에 미세먼지가 직접 닿지 않도록 긴 옷으로 피부를 보호해야 한다.

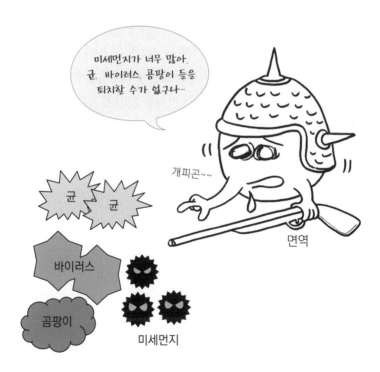

"

화장품에는 만드는 사람의 마음이 담겨 있다.
어떤 마음으로 만드느냐에 따라 나쁜 화장품이 되기도 하고
좋은 화장품이 되기도 한다. 아쉽게도 우리 주변에는
좋은 화장품보다 나쁜 화장품이 더 많다.
이런 나쁜 화장품을 피부에 바르면 경피독을 일으킨다.
사실 아토피는 화장품만 바꿔도 많이 호전된다

"

제5장

경피독의 주범,
나쁜 화장품과 세정제

1   나쁜 화장품이 경피독을 만든다

역설적이게도 대한민국의 치열한 경쟁이 한국을 세계적으로 화장품 시장을 선도하는 나라로 발돋움하게 했다는 주장이 있다. 경쟁 속에서 살아남기 위해 더 좋은 제품, 더 나은 디자인으로 승부하다 보니 화장품의 질이 좋아져 결과적으로 소비자의 폭넓은 선택을 받게 되었다는 얘기다. 이를 증명이라도 하듯 화장품 시장은 매년 성장하고 있으며 한국 화장품은 갈수록 세계 소비자에게 각광을 받고 있다.

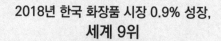

**2018년 한국 화장품 시장 0.9% 성장,
세계 9위**

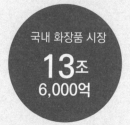

국내 화장품 시장
13조
6,000억

자료: 시장조사기관 유로모니터

2019년 상반기 현재 대한민국의 화장품 시장 규모는 13조 원대로 매년 성장세를 유지하고 있다. 2017년 기준으로 식약처에 등록한 화장품 제조와 판매 법인은 1만 80개로 소비자 1인당 연평균 26만 원 정도를 소비하는 것으로 나타났다. 화장품 업체가 우후죽순 생기는 이유는 중국을 겨냥한 사업성 때문이기도 하지만 화장품을 대

충 만들어도 한국 브랜드를 붙이면 잘 팔릴 것이라는 얕은 생각도
한몫하고 있다.

　화장품은 여성에게 생활필수품이나 다름없으니 다른 내용물이야
어찌되었든 한두 가지 특정 성분을 넣고 마케팅만 잘하면 된다는
안일한 생각이 저변에 깔려 있다는 얘기다. 그만큼 화장품은 만들
기가 쉽고 내용물을 배합하는 것도 그리 어렵지 않다는 이점이 있
어서 이미 화장품 업체가 심각하게 난립하는 상태다.

　그렇지만 지금은 소비자의 알 권리가 강해지고 인터넷 발달로 화
장품 성분이 노출되어 정보를 쉽게 알 수 있는 시대다. 즉, 제품을
안일하게 만들었다가는 쪽박을 차기 십상이다. 더구나 많은 앱이
발달해 소비자가 어렵지 않게 궁금증을 해소할 수 있는 시대라 앞
으로는 소비자 욕구를 충족해주는 업체만 살아남을 것이다.

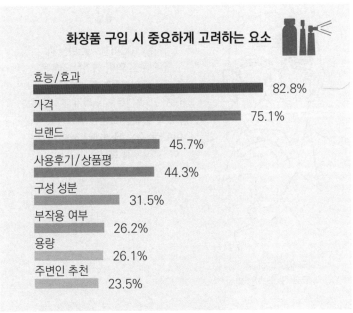

화장품 구입 시 중요하게 고려하는 요소

효능/효과	82.8%
가격	75.1%
브랜드	45.7%
사용후기/상품평	44.3%
구성 성분	31.5%
부작용 여부	26.2%
용량	26.1%
주변인 추천	23.5%

자료: 시장조사 전문 사이트 트렌드모니터/중복 %

1978년 《암 정책The Politics of Cancer》이라는 책을 출간해 미국 사회에 큰 반향을 불러일으키고, 암으로부터 국민을 보호해야 할 국립암연구소NCI와 미국암협회ACS의 무책임을 폭로한 미국 암 예방협회 의장 사무엘 S. 엡스틴Samuel S. Epstein 박사는 현재 발생하는 암의 70퍼센트는 우리가 실생활에서 사용하는 화장품과 세정제가 유발한다고 주장한다.

지금까지 많은 업계에서 저마다 암의 원인을 여러 가지로 주장하였지만 이처럼 단호하게 화장품을 암의 주원인으로 지적한 학자는 드물다. 이러한 양심선언이 대한민국에서도 나올 수 있을까? 안타깝게도 그것은 그저 희망사항일 뿐 현실적으로는 결코 쉽지 않다. 국가든 업체든 누구도 개인의 건강을 돌보지 않으므로 각 개인이 스스로 건강을 책임지고 돌봐야 한다.

66

암을 100퍼센트로 봤을 때
흡연으로 암이 생기는 경우는
25퍼센트에 불과하다.
나머지 75퍼센트는 우리가 흔히 접하는
화장품과 목욕용품, 오염된 작업장이 유발한다.
이 모든 것은 우리에게 해를 끼치는
석유계 화학물질이다.

99

미국 암예방협회 의장
사무엘 S. 엡스틴 박사

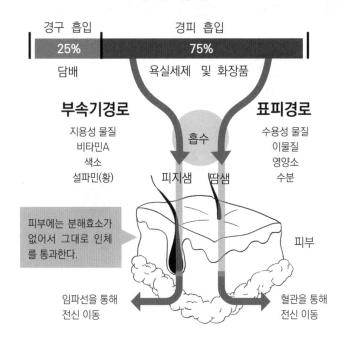

화학물질 이동 경로

이처럼 나쁜 화장품은 사용하지 않는 것만 못하지만 소비자가 이들 성분을 알아내는 것은 거의 불가능하다. 대개는 알아보지 못하는 용어로 표기하거나 독성물질을 아예 표기하지 않기 때문이다. 이런 이유로 소비자 입장에 서서 화장품 성분을 적나라하게 공개해 주는 앱이나 시민단체가 생기기 시작했다.

화장품 독성이 인체로 들어올 때 지용성 성분은 임파선을 통해 전신으로 이동한다. 때로 임파선 쪽에 문제가 발생한다면 그 원인이 대체로 화장품에 있다고 봐도 무방하다. 일반 성분은 혈관을 통해 이동하는데 만약 간에서 중금속을 발견한다면 이 역시 화장품의 납과 수은 성분을 의심해볼 필요가 있다.

이처럼 나쁜 화장품은 사용하지 않는 것만 못하지만 소비자가 이들 성분을 알아내는 것은 거의 불가능하다. 대개는 알아보지 못하는 용어로 표기하거나 독성물질을 아예 표기하지 않기 때문이다. 이런 이유로 소비자 입장에 서서 화장품 성분을 적나라하게 공개해 주는 앱이나 시민단체가 생기기 시작했다.

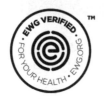

EWG
Environmental Working Group
유해 성분 안전 등급 데이터 제공

초록색	주황색	빨간색
Low Hazard	Moderate Hazard	High Hazard
낮은 위험	**일반적인 위험**	**높은 위험**
1~2등급	3~6 등급	7~10 등급

  사실 각국은 1,500여 종의 독성물질을 화장품에 사용하지 못하도록 금지하고 있다. 그러나 많은 국가에서 산업 발전을 위해 이를 묵인하거나 가벼운 조항으로 관리하고 있다. 물론 그에 따른 피해나 부작용은 고스란히 소비자에게 돌아간다.

  여기에 경종을 울리기 위해 1993년 미국에서 환경 관련 활동을 하는 비영리단체 EWG가 출범했다. EWG는 화장품 성분을 평가해 그 수치와 점수를 매긴 데이터베이스를 공개한다. 다행히 소비자 인식이 높아지면서 현재 각국의 많은 회사가 EWG에서 지정한 안전한 성분을 사용하는 사례가 점점 늘어나고 있다.

  특히 아토피 환자는 EWG가 지정한 안전 등급 성분만 들어간 제품을 선택하는 것이 좋다. 안전 등급을 받은 성분을 사용한 화장품과 세정제에는 독소물질이 없기 때문에 아토피 환자에게 적합하다. 이들 제품은 천연유래 성분을 사용해 피부 저항감을 최소화한 것이다.

3 더마테스트, 화장품을 해석하다

더마테스트의 테스트

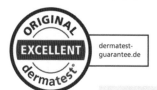

더마테스트Dermatest
독일의 피부과학 테스트 기관
피부 무자극 인증시험

더마테스트의 테스트 진행 방법

1. 워킹데이 3주간 임상할 대상자 모집
2. 희석하지 않은 제품 제공
3. 시료
  ① 시료량 300㎖ 또는 10개 패키지(300㎖ 이상)
  ② 전 성분 리스트 문서 제출
  ③ 통상 임상 패널의 팔 피부에 적용
4. 테스트 완료 후 인증마크 사용 가능

미국에 EWG가 있다면 독일에는 더마테스트 피부과학 전문연구소가 있다. 더마테스트는 사람을 임상 대상으로 해서 성분을 검증하는 것이 가장 큰 특징이다. 안전성 여부를 가리는 실험을 한 후 등급을 매겨 인증서를 제공하는데 가장 좋은 것이 엑설런트Excellent 등급이다.

EWG의 안전 등급과 마찬가지로 아토피 환자는 더마테스트 마크가 붙은 제품은 일단 믿고 사용해도 좋다. 그리고 가급적 이 마크를 부착한 제품을 사용하길 권한다. 아이들이 성장하면서 아토피에 걸릴 수도 있으므로 평소에 제품을 선별해 사용하는 것이 질병을 1순위로 피해가는 지름길이다. 특히 갈수록 환경오염이 심해지고 있으므로 지혜로운 소비가 필요하다.

4 화해, 화장품을 말하다

최근 뜨거운 감자로 떠오른 앱 '화해'는 계륵鷄肋이라는 표현까지 듣고 있다. 현재 약 700만 명이 가입한 화해는 대한민국에서 판매하는 12만 개 화장품의 성분을 적나라하게 공개하는 앱이다. 휴대전화에 다운로드해 지금 사용하는 화장품이나 구매하고픈 제품의 이름을 입력하면 성분 내용과 그 성분이 인체에 어떤 영향을 미치는지 곧바로 확인할 수 있다.

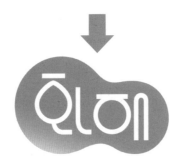

▲ 최근 TV광고까지 하는 화해는 화장품 성분을 확인해 제품을 선택할 수 있도록 정보를 제공하고 있다.

화해란?
① 700만 명이 사용하는 1등 화장품 플랫폼 앱
② 일일 접속 인원 380만 명의 실제 사용자 리뷰
③ 12만 개 제품의 화장품 성분 확인
④ 전 성분 설명, 20가지 주의 성분, 알레르기 주의 성분, 피부타입별 특이 성분, 기능성 성분 공개
⑤ 이번 주 인기 화장품 랭킹 발표
⑥ 전문 에디터의 뷰티 콘텐츠
⑦ 유용한 피부 관리 상식 제공

만약 현재 아토피로 고생하고 있다면 반드시 화해에서 말하는 성분을 조사해 사용 여부를 확인해보는 것이 좋다. 아토피를 유발하는 제품을 계속 사용하면서 아토피가 호전되거나 치료되기를 바라는 것은 말도 안 되는 일이다.

발병 원인부터 제어하고 다음 단계로 넘어가야 아토피에서 벗어날 수 있다. 특히 어린아이가 사용할 제품은 더욱더 세심하고 꼼꼼하게 살펴본 뒤 선택해야 한다. 세포가 한창 성장 중인 아이는 20대 초반까지 성인보다 흡수력이 월등히 높다.

화해가 밝힌 독성물질과 인체에 미치는 영향 사례

 부틸페닐메칠프로피오날
식약처가 고시한 알레르기 유효 성분으로 위험도가 매우 높음

 트리에탄올아민
눈 관련 질환과 모발 및 피부 건조증을 일으키며 장기간에 걸쳐 체내 축적 시 독성물질로 변함

 페녹시에탄올
파라벤과 함께 많이 사용하는 방부제로 피부 자극을 유발하며 체내 흡수 시 마취 작용을 함

 피이지PEG
간, 신장 장애를 일으키기도 하는 알레르기 유발 물질

 인공향료
두통, 현기증, 발진, 색소침착, 기관지 자극 유발

아토피를 피하려면 먼저 화장품이나 비누, 샴푸 등 생활용품 중에서 발생 빈도를 높이는 제품을 친환경 제품으로 바꿔야 한다. 친환경 성분을 일부 함유한 제품은 한두 가지 독성물질이 아토피를 일으킬 수도 있으므로 100퍼센트 무해성 제품으로 교체해야 한다. 그래야 큰 효과를 볼 수 있다. 여기에다 몸 안에 쌓인 독소를 제거해주는 유산균 식품을 꾸준히 섭취해 장 면역을 강화해야 한다.

현재의 환경이나 식습관이 아토피를 만들 수도 있으므로 분기별로 해독을 시행해 몸의 독소를 밖으로 배출하는 노력도 필요하다. 건강은 저절로 지켜지지 않는다. 다른 무엇보다 신경 쓰고 관리해야 하는 것이 바로 건강이다.

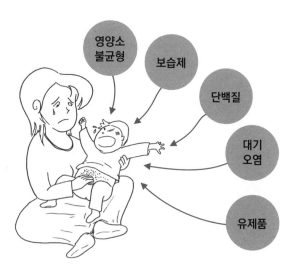

▲ 아토피나 알레르기를 일으키는 20여 가지 물질 외에
하루 약 250가지 독성물질이 만들어지고 있다.

아토피를 촉진하는 알레르기 성분 20가지

1. 아보벤존Avobenzone
자외선 차단제에 많이 사용하는 성분으로 햇빛과 만나 활성산소를 생성하고 DNA를 손상시켜 피부암을 유발한다. 배합은 5퍼센트 미만으로 표시 지정하고 있다.

2. 이소프로필 알코올Isopropyl Alcohol
방부제로 사용하며 두통, 홍조, 어지러움, 정신쇠약, 메스꺼움, 구토, 혼수 상태 등을 유발할 가능성이 있다. 암환자의 면역력을 떨어뜨리므로 금해야 한다.

3. 소디움 라우릴 황산염Sodium Lauryl Sulfate(SLS, SLES)
눈 근처 피부에 살짝 바른 정도로도 영향을 주며 심장, 간, 폐, 뇌에 5일 정도 머물면서 발암물질을 내보낸다. 백내장의 원인이며 어린이의 눈에 상처를 줄 수 있다.

4. 트리에탄올아민Triethanolamine(TEA)
눈, 모발, 피부 건조증을 포함한 알레르기 반응을 일으킨다. 장기간에 걸쳐 흡수 및 축적되면 독성물질로 변할 수 있는 구 표시 지정 성분이다.

5. 폴리에틸렌 글리콜Polyethylene Glycol(PEG)
식물성이라고 광고하지만 합성품이 대부분이고 발암물질이다. 알레르기를 일으키며 간장, 신장에 해를 끼쳐 현재 FDA에서 조사 중에 있다.

6. 합성 착색료Synthetic Colors
법적으로 허용하고 있지만 1992년부터 FDA가 주시하는 성분이다. 황색4호, 적색219호, 황색204호는 흑피증의 원인이고 적색202호는 입술염의 원인이다.

7. 이소프로필 메칠페놀Isopropyl Methylphenol
환경호르몬이 의심스러우며 피부 점막 자극성이 강해 부조, 여드름, 뾰루지, 두드러기 등의 발진을 유발할 위험이 있다. 피부로 흡수되어 중독사하는 경우도 있다.

8. 소르빈산Sorbic Acid
보존제와 식품첨가제로 사용하며 아연산과 반응하면 발암 위험이 있다. 피부와 점막을 자극하는 알레르기를 유발한다.

9. 합성 호르몬류
에스트로겐, 난포호르몬, 에스트라디올로 불리며 약리작용이 심하다. 여자아이가 에스트로겐이 함유된 립스틱을 사용했다가 질 출혈, 성기 및 유방 과다 발육 증상을 보였다는 보고가 있다.

10. 디부틸 히드록시 톨루엔Dibutyl Hydroxy Toluene(DHT)
피부 장애와 탈모를 일으키고 구강으로 유입되면 혈청 콜레스테롤 상승, 체중 감소, 유전자 이상이 발생하기도 한다. 피하지방에 쌓이기 쉽고 알레르기를 유발할 가능성도 있다.

11. 파라벤Paraben

방부제로 가장 많이 사용하며 '파라옥시안식향산에스텔'의 약어다. 피부에 잘 흡수되어 지방조직에 축적되며 내분비 장애 물질이자 주름의 원인이다.

12. 트리클로산Triclosan

탈취제, 항균 세정제로 사용한다. 면역력을 약하게 만들고 혈액, 간, 신장에 독성을 보이는 등 수정 능력을 떨어뜨리며 성호르몬을 교란하는 위험 성분이다.

13. 부틸 하이드록시 아니솔Butyl Hydroxy Anisole(BHA)

산화방지제로 사용하며 마시면 보행 곤란, 소화기 출혈, 간 출혈을 일으킨다. 발암성 위험이 있고 유전자 이상, 알레르기를 일으킬 수 있다.

14. 옥시벤존Oxy Benzone

'벤조페논-3'로 불리며 립스틱, 색조 화장품, 선크림 제품에 주로 사용한다. 알레르기를 비롯해 순환기와 호흡기 장애를 일으킬 수 있어 배합 한도가 5퍼센트 미만이다.

15. 이미다졸리디닐 유레아Imidazolidinyl Urea, 디아졸리디닐 유레아Diazolidinyl Urea, 디엠디엠 하단토인DMDM Hydantoin

파라벤 다음으로 널리 사용하는 화학 방부제로 포름알데히드를 방출한다. 미국 피부과학회가 접촉성 피부염의 주요 원인으로 지목하고 있다.

16. 미네랄 오일Mineral Oil

증량제나 보습제로 사용한다. 피부를 코팅하는 역할로 피부 호흡과 수분 흡수를 차단함으로써 피부의 자가 면역성을 떨어뜨려 여드름과 피부질환을 유발한다.

17. 티몰Thymol

헤어 제품 방부제로 사용한다. 구토, 설사, 어지럼증, 두통, 이명, 순환기 장애를 일으키므로 잘 씻어내야 하며 피부 자극감이 강하다.

18. 트리이소프로파놀아민Triisopropanolamine

화장수나 향수에 유화제로 널리 사용하는 성분이다. 피지를 과도하게 제거하는 탓에 피부 건조가 심해지고 피부가 거칠어진다.

19. 인공향료Synthetic Fragrances

두통, 현기증, 발진, 색소 침착, 기관지 자극, 메스꺼움, 가려움증을 유발한다.

20. 페녹시 에탄올Phenoxy Ethanol

파라벤의 대안으로 쓰이는 방부제다. 피부 점막을 자극하고 체내에 흡수되면 마취 작용도 하며 배합 한도는 1퍼센트 미만이다.

6   나쁜 세정제가 아토피를 촉진한다

세정제Cleaner, Degreaser란 물체 표면에 부착된 오염물질을 제거해 깨끗하게 하는 것이 목적인 약품을 말한다. 세정제의 주성분은 계면활성제로 이는 표면에 부착된 유지를 제거해준다. 만약 부착물이 유지가 아니면 굳이 세정제를 사용할 필요는 없다.

나쁜 세정제란 석유계 원료에서 얻는 계면활성제를 주원료로 사용하는 세정제를 말한다. 대한민국은 1966년 원료 알킬벤젠Alkylbenzene을 수입해 석유계 계면활성제를 사용한 세정제를 생산하기 시작했다. 그 이후 대한민국의 강과 하천, 바다는 병들기 시작했고 희귀병인 아토피가 1990년대부터 점점 퍼져 나갔다.

과거에는 찌든 때를 분리할 때 나무를 태운 재를 물에 우려서 얻은 잿물과 삭힌 오줌을 주로 사용하였다. 그때는 집집마다 오줌을 받아둔 요류尿溜로 세탁을 하거나 손을 씻는 데 사용했다. 이는 오줌의 암모니아NH3가 알칼리라 세정 작용을 도와주기 때문이다.

지금은 많은 화학 유지에 다양하고 강한 성분이 들어 있고 계면활성제도 그 종류가 여러 가지다. 문제는 거의 모든 계면활성제를 석유계 성분으로 만든다는 데 있다.

계면활성제는 기름과 물을 분리하는 기능을 하지만 이는 인체나 자연계에 악영향을 끼친다. 더구나 재활용과 재사용이 불가능해 최종적으로 바다에 흘러 들어가 생태계까지 위협한다. 이러한 계면활성제는 식품을 비롯해 화장품, 약, 세제, 샴푸, 치약 등 우리가 일상적으로 사용하는 수많은 생활용품에 포함되어 있다.

7 계면활성제

　세정을 위해 우리가 매일 사용하는 많은 제품 속에는 상당량의 계면활성제가 들어 있다. 우리는 화장을 지우거나 몸에서 분비된 지질, 먼지 등 환경에서 날아든 지질 성분을 제거하기 위해 세정을 한다. 이때 우리가 사용하는 세정제는 모두 계면활성제다.

　설령 성분 설명에 자연유래 성분이나 인체 무자극이라는 표현이 있어도 핵심 성분은 석유계에서 추출한 계면활성제다. 또한 계면활성제는 주방세제와 세탁세제에도 들어 있으며 드라이클리닝 역시 강한 계면활성제에 속한다. 특히 드라이클리닝에는 석유, 벤젠, 사염화탄소, 트리클렌을 용제Solvent해서 만든 계면활성제를 사용한다.

　섬유는 대부분 석유에서 추출했거나 혼합섬유라서 드라이클리닝 같은 강한 성분을 사용해야 때를 분리할 수 있다. 따라서 피부가 건강할지라도 드라이클리닝을 자주 하면 옷은 보호할지 몰라도 피부는 그만큼 고통을 받는다.

계면활성제의 용도별 종류 3가지

① 화장용
치약, 비누, 샴푸, 린스, 바디워시, 바디클렌저, 폼클렌저

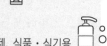

② 가정용
세탁용 고체비누, 분말・입상粒狀・액상液狀 합성세제, 식품・식기용 세제

③ 공업용
섬유 제품의 정련・세척・염색, 드라이클리닝

8 산성과 알칼리성

계면활성제의 가장 큰 특징은 강알칼리라는 점이다. 알칼리는 피
부 손상을 일으키는 제1 원인에 속하며 아토피의 경우 피부를 자극
한다. 그래서 알칼리는 아토피를 촉진하는 매개체에 해당한다.

물론 음식물이나 자연계에는 알칼리성을 띠는 것이 아주 많다. 하
지만 자연계 알칼리성은 인체에 자극을 주지 않는다. 여기서 말하
는 알칼리는 인공 알칼리를 의미한다.

우리가 일상적으로 사용하는 화장품은 pH가 대략 8~10이며 샴푸
는 5.5의 산성도를 유지해야 샴푸 기능을 할 수 있다. 반면 강한 기
름과 찌든 때를 분리해야 하는 비누나 주방세제, 세탁세제는 pH가
14 이상이다. 알칼리 중에서도 14는 가장 강한 정도로 이는 양잿물
에 해당하는 독성을 보인다.

pH 지수

1	위산, 식초, 계란 노른자
2	레몬, 설탕, 청주
3	백미, 와인, 탄산음료
4	바나나, 토마토, 사과, 산성비, 생선, 돼지고기
5	비雨, 난황, 맥주, 커피,
6	우유, 쇠고기, 치즈, 식빵
7	인체의 혈액, 눈물
8	수제비누, 생수, 타액(침), 두부, 표고버섯,
9	계란 흰자, 당근, 양파, 버섯
10	락스, 무, 시금치, 고구마, 감자
11	마그네시아유, 양배추
12	암모니아, 다시마, 사과
13	표백제, 가성소다, 미역
14	비누, 세정제

무좀은 피부사상균Dermatophytes이란 곰팡이가 생긴 상태를 말한다. 이것은 피부에만 발생하는 것이 아니라 손·발톱과 털 등에 침범해 케라틴에 존재하면서 감염을 일으켜 변형을 가져오기도 한다.

많은 전문가가 무좀 완화를 위해 비누로 깨끗하게 씻으라고 권한다. 그러나 좀 더 정확히 말하자면 그냥 비누가 아니라 피부에 맞는 산성비누로 씻어야 한다. 피부는 pH 5.5 이하를 유지할 때 감염되지 않고 건강을 유지한다.

일단 무좀균이 생겼다면 그 원인의 1순위는 피부 면역 저하이고 그다음은 피부의 산성이 알칼리로 변했기 때문이다. 따라서 피부에 맞는 산성비누는 무좀에 특효약이다. 피부 면역을 높이고 보호하는 기능을 하는 유황비누도 무좀에 좋다. 무좀에 걸렸을 때 일반 알칼리비누로 씻으면 절대 치료할 수 없다.

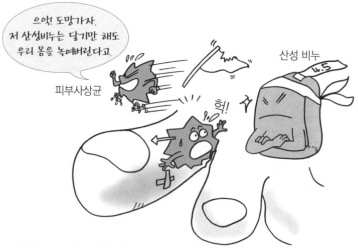

▲ 무좀이나 무좀균이 생긴 피부는 산성비누 하나만 사용해도 크게 호전된다. 감염은 피부가 알칼리화할 때 발생한다.

10 계면활성제와 습진

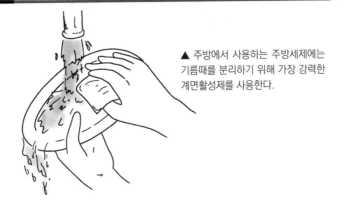

▲ 주방에서 사용하는 주방세제에는 기름때를 분리하기 위해 가장 강력한 계면활성제를 사용한다.

습진Eczema은 일반적으로 주부에게 나타나는 피부질환으로 알려져 있다. 말 그대로 피부가 습濕해 천연두처럼 생긴 진疹의 성격을 보여 붙여진 이름이다. 한마디로 피부가 습해져 방어막이 사라지면서 민감한 반응으로 나타나는 진물 증상이다.

흔히 설거지 등을 하느라 물에 손을 많이 담그면 걸리는 질병이라고 하지만, 이는 설거지에 사용하는 주방세제 속 합성계면활성제가 원인임을 숨기기 위한 기업의 상술에 불과하다. 깨끗하게 닦이면 닦일수록 합성계면활성제가 많이 들어 있어 그만큼 피부 손상이 일어난다는 것을 알아야 한다.

계면활성제 안에는 황산이 들어가는데 황산은 강력한 독극물로 부식을 일으키는 힘이 대단하다. 설거지를 할 때마다 이것이 손에 닿으니 습진에 걸리는 것은 당연하다. 이 합성계면활성제가 피부 점막에 상처를 내고 산도를 깨뜨려 쉽게 감염이 일어나는 것이다.

근래에는 친환경 주방세제도 나오고 있으므로 가급적 환경에 도움을 주는 제품을 사용하는 것이 바람직하다. 또 집에서 친환경 재료로 직접 만들어 사용하는 것도 좋다.

생리학에서 산·알칼리 균형은 항상성 전체 12가지 항목에 속할 만큼 중요한 내용으로 다룬다. 실제로 몸은 산과 알칼리의 경계선에서 중심을 잡고 있어야 건강한 항상성을 유지할 수 있다. 그중에서도 아토피는 산·알칼리 균형에 매우 민감하게 반응하는 질환이다. 피부는 pH 5.5로 보호해야 하는데 몸 안이 pH 7.3, 즉 약알칼리가 산성으로 기울면 피부는 pH 8.5가 된다. 그래서 아토피를 산성 질환이라고 일컫는 것이다.

항상성 전체 12가지 항목

항상성은 HOME(Same, 같다) + STASIS(Standing, 변하지 않다)의 뜻으로 자체 조절 유지를 의미한다. 다시 말해 인체에 가해지는 조건과 환경이 어떻게 변화하든 인체 조직과 구성 성분이 한결같은 상태를 유지하려는 '자가조절'을 뜻한다. 아래 12가지 항목이 여기에 속하며 아토피도 인체 항상성이 무너지면서 발생하는 자가면역 질환이다.

항상성 12가지 항목

① 체온조절
② 산소와 탄산가스 교체
③ 산 · 알칼리 균형(pH)
④ 혈압과 혈류血流
⑤ 혈당량血糖量 조절
⑥ 체액體液 조절
⑦ 호르몬 분비 항상성
⑧ 항체와 백혈구 수
⑨ 적혈구 조절Hemoglobin
⑩ 활동과 휴식
⑪ 교감신경과 부교감신경
⑫ 두뇌조절

사실 아토피는 수많은 독으로부터 몸을 보호하기 위한 면역 반응이다. 일단 계면활성제를 사용하면 피부 보호막이 사라진다. 이처럼 피부 보호막이 사라진 피부에 우리는 나쁜 화장품을 바르고 미세먼지의 공격까지 받는다. 때로는 새집증후군도 아토피의 원인으로 작용한다. 이 모든 것은 산·알칼리 균형을 위협한다.

결국 아토피를 치료하려면 한두 가지 방법이 아니라 몸을 이롭게 하는 여러 방법을 접목해 관리해야 한다. 물론 최근에는 아토피가 다양한 원인으로 발생하면서 기전을 잡기가 어렵고 또 처방을 해도 치료되지 않는다는 문제가 있다.

하지만 그 내막을 깊이 파고들면 해답은 몸 안과 피부의 산·알칼리 균형을 맞추는 데 있음을 알 수 있다. 이를 위해서는 식생활을 개선하고 생활용품을 잘 선별해서 사용해야 한다. 여기에다 정신적인 스트레스를 해소해야 한다.

지속해서 스트레스를 받으면 아토피를 근본적으로 치료하기가 어렵다. 반드시 내면 깊이 숨어 있는 스트레스부터 근절해야 아토피를 완전하게 치료할 수 있다.

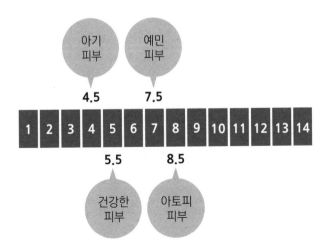

"

아토피가 발생하면 스트레스가 심해진다.
반대로 스트레스가 심해도 아토피가 발생한다.
좁은 국토에서 치열하게 경쟁하며 살아가는 한국인은
다른 나라 사람들보다 상대적으로 스트레스를 많이 받는다.
특히 극성스러운 육아 경쟁이 보여주듯
만족하지 못하는 삶은 아토피를 대물림하게 만든다.
아토피를 치료하는 첫걸음은 마음의 여유다.

"

제6장

스트레스가
경피독을 유발한다

스트레스는 흔히 만병의 근원이라고 한다. 그만큼 스트레스가 인체에 미치는 영향은 생각보다 심각하고 강도가 크다. 적당한 스트레스는 오히려 인체에 활기를 불어넣어 근육에 힘을 주고 앞으로 나아가게 하는 장점이 있다. 또 약간의 긴장으로 정신 집중을 유도하기도 한다. 이를 응용해 참치를 잡는 선원들은 잡은 참치들 속에 상어를 함께 넣어 참치가 잡아먹히지 않으려 긴장함으로써 장시간 살아남도록 하고 있다.

서로 경쟁하게 해서 최선을 다하도록 하는 것도 마법 같은 효능을 나타낸다. 그러나 임계점을 넘어서면 그때는 양상이 달라진다. 적대감이 싹트고 이기적인 우월성으로 치달아 심한 압박을 받으면서 정신과 육체가 피폐해지는 것이다.

이처럼 스트레스는 양날의 칼과 같아 어떻게 조절하고 사용하는가에 따라 결과가 크게 달라진다.

스트레스와 직업군의 수명 관계

No.	직업군	수명	No.	직업군	수명
1	종교인	79.2세	7	법조인	69.6세
2	정치인	72.8세	8	예술가	69.0세
3	연예인	72.6세	9	체육인	67.3세
4	교수	72.3세	10	작가	66.0세
5	사업가	71.4세	11	언론인	64.6세
6	정부관료	70.5세			

▲ 이 통계는 원광대학교 보건복지학부 김종인 교수가 1963년부터 2,000년까지 일간지 부음기사에 실린 2,100여 명을 대상으로 11개 직업의 수명을 조사한 결과다.

스트레스 자가진단 테스트

스트레스 반응 체크
0점   전혀 아니다
1점   거의 아니다
2점   가끔 그렇다
3점   꽤 자주 그렇다
4점   매우 자주 그렇다

진단 테스트
– 예상치 못한 일이 생겨 기분 나빴던 적이 얼마나 있었나?
– 중요한 일을 통제할 수 없다고 느낀 적이 얼마나 있었나?
– 초조하거나 스트레스가 쌓인다고 느낀 적이 얼마나 있었나?
– 짜증나고 성가신 일을 성공적으로 처리하지 못한 적이 얼마나 있었나?
– 생활 속에서 일어난 중요한 변화에 효과적으로 대처한 적이 얼마나 있었나?
– 개인 문제를 처리하는 능력에 자신감을 보인 적이 얼마나 있었나?
– 자기 뜻대로 일이 진행된다고 느낀 적이 얼마나 있었나?
– 매사를 잘 컨트롤하고 있다고 느낀 적이 얼마나 있었나?
– 일이 통제할 수 없는 범위로 커져 화난 적이 얼마나 있었나?
– 어려운 일이 너무 많이 쌓여 극복할 수 없다고 느낀 적이 얼마나 있었나?

테스트 결과
0 ~12점   정상 상태
특별한 조치가 필요 없음

13~15점   약간의 스트레스
심각한 수준 아님. 스트레스 예방 행위(운동, 명상 등) 필요

6 ~18점   지속적으로 스트레스를 받는 상태
스트레스 완화를 위해 주변 사람들의 적극적인 도움과 우울증
불안 장애 등의 검사 필요

19점 ~   스트레스를 과도하게 많이 받는 상태
약물 처방 등 전문적인 치료 필요

자료: 서울시 정신건강증진센터

2 좋은 스트레스, 나쁜 스트레스

과거에는 먹고사는 문제와 전쟁 등 스트레스 요인이 단순했으나 지금은 그것이 매우 복잡하고 다양해 정신을 황폐화하고 있다. 그 어원이 '팽팽히 죄다', '긴장'이라는 뜻의 라틴어 Stringer인 스트레스는 크게 두 종류로 나뉜다. 좋은 스트레스Eustress와 나쁜 스트레스Distress가 그것이다.

항상 좋은 스트레스만 받으면 얼마나 좋겠는가. 하지만 우리 삶은 그리 호락호락하지 않다. 세상에는 우리를 자극하는 나쁜 스트레스가 더 많고 그것도 빈번하게 생겨 삶을 피곤하게 만든다. 심지어 우리는 매일 쏟아지는 스트레스 때문에 만성 환자처럼 거대한 스트레스의 짐을 안고 살아간다.

설령 스트레스가 개개인의 삶에 나쁜 영향을 끼칠지라도 잘 조절하면 큰 문제가 없지만, 스트레스를 풀어낼 무언가가 있지 않으면 사회 전반적으로 문제가 될 수 있다. 스트레스가 갈등과 불화를 불러일으켜 개인과 가정을 비롯해 사회에 악영향을 끼치기 때문이다.

스트레스가 난무하는 사회에서는 서로가 불신하는 탓에 항상 자기방어를 위해 타인을 인신공격하며 사방에서 신경질적인 반응이 속출한다.

대한민국은 세계에서 그 유래를 찾아보기 힘들 정도로 빠른 시일 내에 전쟁의 상흔을 딛고 선진국으로 도약한 유일한 나라다. 가난에서 벗어나겠다는 일념으로 기를 쓰고 노력해 굶주리는 사람이 없는 세상을 만들었는데 왜 우리는 여전히 스트레스 사슬에 매여 있는 것일까? 이제 이것을 심각하게 고민해볼 때가 된 것 같다.

96

3 한국인의 웰빙 지수는 꼴찌, 스트레스 지수는 1등

웰빙 지수 꼴찌

2018년 7월 10일 유명 보험회사 그룹에서 23개국 국민을 대상으로 5개 부문, 즉 ① **신체건강** ② **사회관계** ③ **가족** ④ **재정상황** ⑤ **직장의 웰빙 지수**를 조사한 결과를 발표했다. 한국을 조사한 결과는 어땠을까? 한국은 2017년 53.9점에서 2.2점이 하락한 51.7점으로 전체 조사 국가 중 최하위를 기록했다.

이처럼 23위를 기록한 한국은 22위인 홍콩(56.8)과 점수 차이가 컸다. 심지어 하루에 겨우 밥 한 끼 정도만 해결하는 인구가 많은 중국, 멕시코, 인도, 남아프리카공화국보다 낮았다.

한국은 'OECD 국가 중 근무시간이 멕시코 다음으로 가장 많은 나라', '2003년부터 2015년까지 12년째 OECD 국가 가운데 자살률 1위', '노인 빈곤율 49.6퍼센트로 OECD 회원 국가 중 1위' 같은 불명예도 함께 얻었다.

그렇다면 앞으로는 희망이 있을까? 글쎄다. 솔직히 말해 아직은 한국이 꼴찌에서 탈피할 가능성이 희박하다. 지금 우리가 직면한 사회가 꼴찌에서 탈피할 만한 특별한 상황 전개가 보이지 않아서다.

스트레스 지수 1등

스트레스 지수(최근 스트레스를 받았거나 받고 있다고 응답한 비율)는 대한민국이 97퍼센트로 23개국(평균 86퍼센트) 중 가장 높게 나왔다. 스트레스의 원인은 일(40퍼센트), 돈 문제(33퍼센트), 가족(13퍼센트) 순서로 나타났다. 한마디로 한국인은 현재 사는 게 사는 것이 아닌 셈이다. 약간의 과장을 보태면 죽지 못해 산다는 말이 딱 어울리는 상태다.

갑자기 위급한 스트레스를 받으면 인체는 스트레스에 대응하느라 바빠지면서 다양한 호르몬을 분비하기 시작한다. 우선 스트레스는 자율신경Autonomic Nerve을 통해 시상하부에 신호를 보낸다. 그러면 시상하부는 크게 2가지 호르몬을 방출한다. 하나는 TRH 호르몬이고 다른 하나는 CRH 호르몬이다.

이들 호르몬은 다시 뇌하수체를 깨워 호르몬을 방출하게 한다. 다시 말해 TRH는 TSH 호르몬을, CRH는 ACTH 호르몬을 방출하라고 지시한다.

뇌하수체에서 방출한 TSH는 갑상선에 티록신 호르몬을 방출하라고 명령한다. 명령을 받은 갑상선은 이 티록신 호르몬으로 신진대사와 체온유지에 신경을 쓴다. 스트레스가 혈관을 좁히면서 혈액량이 줄어들게 하는 까닭에 몸 안의 영양소로 대사량을 높이도록 하는 것이다. 이때 혈관을 타고 전신에 혈액과 산소가 공급되면 다시 체온이 올라간다. 열이 받은 인체는 이완 상태에 놓여 스트레스에 대응한다.

ACTH 호르몬은 부신에 가서 부신피질의 코르티솔 호르몬을, 부신수질의 아드레날린 호르몬을 분비하게 한다. 이 둘은 간에 저장된 에너지를 활성화해 뇌와 근육으로 보내는 일을 한다. 만약 과도한 스트레스가 발생하면 먼저 열량이 높은 지방을 에너지로 전환한다. 이때 케톤체라는 산성물질이 많이 만들어지는데 이는 독소의 일종이다.

지방은 화력이 강한 만큼 독소도 많이 배출한다. 그 탓에 몸은 산성으로 기울고 만다. 몸이 산성화한다는 것은 체내에 독이 가득하다는 것을 의미한다.

스트레스에 대응하는 인체 반응과 호르몬

스트레스를 받으면 인체는 에너지를 뇌와 근육 세포에 빨리 보내기 위해 지방을 활용한다. 이 급작스런 연소는 지질 과잉 연소를 만드는데 이때 독이 발생한다. 스트레스가 만병의 근원이라는 말이 나온 이유는 몸 안에 활성산소가 많이 만들어지기 때문이며 이것은 모두 독이다.

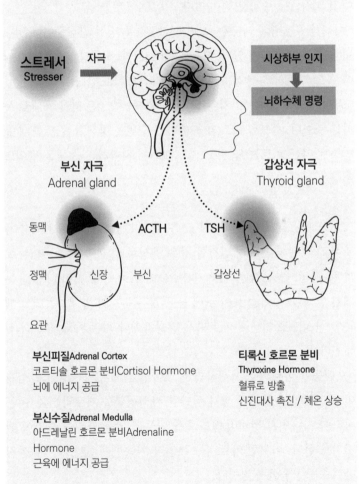

스트레서
Stresser

자극

시상하부 인지

뇌하수체 명령

부신 자극
Adrenal gland

갑상선 자극
Thyroid gland

동맥

ACTH

TSH

정맥   신장   부신

갑상선

요관

부신피질Adrenal Cortex
코르티솔 호르몬 분비Cortisol Hormone
뇌에 에너지 공급

티록신 호르몬 분비
Thyroxine Hormone
혈류로 방출
신진대사 촉진 / 체온 상승

부신수질Adrenal Medulla
아드레날린 호르몬 분비Adrenaline
Hormone
근육에 에너지 공급

스트레스는 뇌에 있는 지각을 자극해 여러 가지 정신 장애를 일으킨다. 가장 빈번한 증상은 세로토닌이나 노르아드레날린(둘 다 우울증 관련 물질) 기능 장애와 관련된 우울증이다. 많은 양의 코르티솔과 그에 따른 자율지방산 분비는 스트레스로 인한 신체 반응으로 이것 역시 우울증과 관련이 있다.

이러한 우울증과 과도한 스트레스는 각종 정신 신경증이나 정신병과 직접 관련되어 있다. 다시 말해 스트레스는 정신병을 일으킬 수 있고 기존의 정신병 증상을 더욱 악화하기도 한다.

스트레스의 영향으로 가장 빨리 나타나는 증상은 잠을 제대로 못 자는 것이다. 과도한 코르티솔 분비는 수면을 방해할 수 있는데 불면증에 따른 피로는 또 다른 스트레스에 저항하는 능력을 떨어뜨린다.

그 밖에 스트레스는 과도한 근육 긴장도 유발한다. 스트레스가 쌓여 하루 종일 근육이 긴장할 경우 만성피로, 긴장, 두통, 흥분, 목과 등 결림, 근육 경련, 근육 손상, 불면증, 위장병 같이 다양한 문제가 발생한다. 이들 요인 탓에 몸에 많은 독소가 발생하는데 이때 몸이 산성으로 기울어 아토피가 발생하거나 기존 아토피가 더 심해진다.

오랫동안 아토피로 고생하면 성격이 소심해지기 십상이고 심지어 대인기피 증상까지 생겨 원만한 사회생활을 가로막는다. 이는 시간이 지나면서 정신적 우울증을 만들고 낯을 가리는 습관이 생기기도 한다. 이처럼 아토피는 본인과 가족에게 정신적 고통까지 안겨주는 침울한 질병이다.

6 │ 스트레스와 독

　강한 스트레스를 받으면 심장이 요동치면서 식은땀이 나고 몸은 차갑게 경직된다. 이때 인체는 상당량의 독소를 내뿜는다. 예를 들어 20대 여성이 밤에 혼자 잠을 청하는데 갑자기 도둑이 들면 쉽사리 소리를 지르거나 움직이지 못한다. 대개는 심장이 터질 듯이 뛰고 눈동자가 커지면서 손가락 하나 까딱하지 못한다. 또 숨소리조차 크게 내지 못하고 정신을 집중한다. 심지어 온몸에서 식은땀이 줄줄 흐른다.

　이는 인체가 스트레스에 저항하기 위해 상당량의 코르티솔 호르몬을 방출하고 있다는 의미다. 코르티솔 호르몬이 적정하게 분비되면 신체 활동에 도움을 주지만 과도하면 오히려 그 반대 현상이 일어난다. 그런 까닭에 심한 스트레스는 몸을 차갑게 만들어 신진대사율을 떨어뜨림으로써 몸이 독소의 늪에 빠져들게 한다.

　몸이 차가워지면 가장 먼저 비활성화 현상이 나타나는데 이는 에너지를 정상적으로 만들지 못한다는 말과 같다. 인체의 비활성화로 에너지가 부족해질 경우 몸은 필요한 에너지를 얻기 위해 열량이 가장 많은 지방을 연소하려 한다.

　원래 지방은 위급할 때 사용할 목적으로 저장한 최후의 보루지만 이때는 몸을 살리기 위해 사용한다. 사용하지 않은 탄수화물과 단백질은 지방으로 전환되어 몸에 쌓인다. 이와 함께 몸은 지방을 계속 사용하고자 지방질이 많이 함유된 음식을 먹으라고 뇌에 신호를 보낸다. 사람들이 고칼로리 식품이나 술, 육류, 정제한 탄수화물을 찾는 이유가 여기에 있다. 이는 비만으로 이어지고 결국 몸은 산성화해 더욱더 독소를 만들어낸다.

최근 삼성서울병원에서는 피부질환의 40퍼센트가 스트레스와
관련이 있다는 통계 자료를 발표했다.

"긁어서 발생하는 피부병, 성기 주변의 가려움증 같은 증상의 원인
은 스트레스에 있다. 경우에 따라서는 상태가 더욱 악화돼 스트레스
가 유발한 피부질환으로 사회 부적응 현상이 나타날 수도 있다."

이 내용을 좀 더 보완해서 설명하자면 스트레스에 시달리는 사람
은 그렇지 않은 사람보다 체내에 더 많은 독소가 있다는 의미다. 스
트레스가 몸에서 많은 지방대사를 유발하고 이것이 독소를 만들어
내기 때문이다.

실제로 아토피 환자의 혈관에는 염증과 독소가 많다. 이 독소는
대개 체내에서 불연소로 발생하는 것이며 매일 끊임없이 많은 독
소가 만들어져 몸을 더럽힌다. 이 독소를 청소하기 위해 면역이 나
서는데 이때 독소와 비슷한 것만 보여도 모두 독이라고 생각한 면
역이 과잉 공격을 퍼부어 아토피 증세가 더 심해진다. 따라서 아토
피를 치료하려면 가장 먼저 독소를 바로잡아야 한다.

몸 안에서 계속 독소가 만들어지는 한 아토피는 결코 치료할 수
없다. 최근 일부 아토피 환자가 치료를 위해 해독을 하거나 올바른
연소를 돕고자 좋은 영양제를 섭취하는 것은 바람직한 행동이다.

오랫동안 약에 길들여진 몸을 다시 바로 세우고 관리하려면 그만
큼 시간과 인내심이 필요하다. 그러면 아토피에 걸린 시간보다 더
빠른 시일 내에 아토피를 치료할 수 있을 것이다.

원인 없는 질병이 없듯 모든 질병에는 반드시 치료 방법이 존재
한다. 그 방법이 특별하거나 비싼 대가를 치러야 하는 것도 아니다.

우선 귀를 열어 아토피 치료 정보를 듣고 마음을 열어 받아들여야 한다. 그리고 적극적인 자세로 실천한다.

이것이 스트레스로부터 자유로워지는 첫 단계다. 이때부터 치료가 시작되고 얼마 지나지 않아 몸이 반응할 것이다.

피부질환과 스트레스의 관계

▲ 스트레스와 피부질환의 관련성은 약 40퍼센트다.
긁어서 발생한 피부병의 가려움증은 경우에 따라 상태를
더욱 악화해 사회 부적응 현상이 나타날 수도 있다.

66

생명체는 살아 있는 한 매일 대사를 한다.
대사를 한다는 것은 곧 살아 있다는 의미다.
대사가 잘 이뤄지려면 몸에 올바른 영양소를 넣어줘야 한다.
영양에 문제가 있으면 대사가 어려워져
몸에 많은 독소가 만들어진다.
이들 독소가 피부에 쌓일 경우 아토피가 심해진다.
따라서 아토피를 치료하려면
가장 먼저 해독을 해야 한다.

99

제7장

대사성 질환으로
발생하는 경피독

신진대사Metabolism란 인체가 생명 연장을 위해 우리가 섭취한 영양소를 분해, 이동, 사용, 합성, 저장, 배출하는 일련의 모든 화학 과정을 말한다. 모든 영양소가 제각각 무게(질량)가 달라 물질대사라고도 한다.

건강하다는 것은 그만큼 신진대사가 잘 이뤄지고 있다는 뜻이고, 건강하지 않다는 것은 신진대사가 원활하지 않다는 것을 의미한다.

체내에서 단백질대사가 정상적으로 이뤄질 경우 유리 펩티드나 아토피를 일으키는 단백질 문제는 없을 것이다. 분해 능력이 떨어져 단백질 분자들이 몸속을 떠돌며 아토피 증세를 더 악화하는 것은 대사 문제로 빚어진 현상이다.

결국 신진대사는 생명의 불꽃이자 건강한 삶의 척도이므로 대사가 원활히 이뤄지도록 각고의 노력을 기울여야 한다.

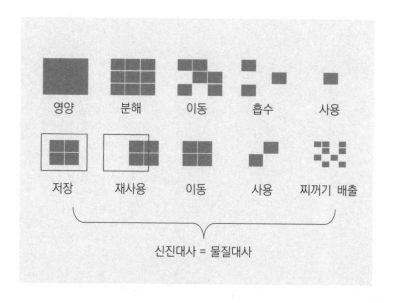

신진대사 = 물질대사

아토피의 원인을 분석하는 학자들은 저마다 연구 결과물을 내놓고 사람들은 전문가의 그 연구 결과에 의지해 치료와 관리를 받는다. 그런데 이들 연구 결과를 면밀히 들여다보면 결론이 모두 대사문제로 모아지고 있음을 알 수 있다.

지금까지 이 책에 기술했듯 경피독 아토피도 대사 문제로 귀결된다. 핵심은 '어떤 방법으로 문제를 해결할 것인가'에 있다. 결론을 말하자면 대사가 원활할 경우 몸에 독소가 만들어지지 않을뿐더러 체내 독소가 해독 혹은 배출되어 아토피에서 벗어날 수 있다는 것이다. 이를 위해서는 대사에 필요한 영양소를 넣어주고 몸에 해로운 식품이나 대사를 방해하는 물질은 최대한 들여보내지 않아야한다.

미세먼지나 대기오염 같은 환경 문제는 아토피 환자 개개인이 해결하기 어렵지만, 이것도 배출을 용이하게 해주는 식품을 충분히 섭취할 경우 그렇지 않은 사람보다 더 건강을 지킬 수 있다. 인체정화 시스템은 몸 안에 유입된 독소를 몸 밖으로 배출하도록 만들어져 있다.

따라서 가만히 두어도 시간이 흐르면 배출되겠지만 식품을 섭취해 도움을 주면 더 빨리 배출된다. 여기에다 체온을 높이는 방법을 동원할 경우 시너지 효과가 생겨 몸은 빠른 시간 내에 회복된다.

오늘날 우리는 의도와 상관없이 아토피에 걸릴 수밖에 없는 시대에 살고 있다. 어쩔 수 없으니 포기하고 적응하며 살아가겠다고? 질병의 시대라고 해서 체념한 채 스스로 질병을 안고 살아갈 필요는 없다. 이런 상황에서도 해법은 존재한다. 이것을 따르면 질환을 치료하는 것은 물론 건강을 유지하며 살아갈 수 있다.

아토피를 개선하기 위해서는 양질의 에너지 영양소를 섭취해야 한다. 양질의 영양소란 가공하거나 정제하지 않은 자연 그대로의 음식을 말한다. 아토피에 가장 좋은 에너지 영양소는 바로 탄수화물이다. 여기에는 과일과 야채 등 가공하지 않은 순수 탄수화물도 포함된다. 이러한 음식은 몸을 활기차고 생생하게 만들어준다.

반면 정제한 빵이나 국수, 면 등은 아토피에 좋지 않다. 특히 이런 음식은 입에서 충분히 씹지 않고 위로 넘기기 때문에 소화불량이 생기기 쉽고 이는 아토피 증세를 악화하는 원인으로 작용한다.

단백질 역시 동물성을 피하고 식물성으로 바꿔 섭취하는 식습관을 길러야 한다. 식물에는 30~40퍼센트의 단백질이 들어 있어 인체에 충분한 양을 공급할 수 있다.

지방도 식물성 불포화지방산으로 교체해 필수지방산을 넉넉히 보충해줘야 한다. 동물성 지방은 혈액을 더럽히기 때문에 아토피나 암 등에 노출될 위험이 높아진다. 입맛대로 식습관을 따라가면 정말로 먹고 싶은 것을 먹지 못하는 때가 올 수도 있으므로 처음부터 식습관을 개선하고 몸에 유익한 음식물을 섭취해야 한다.

아토피 환자에게는 제한해야 할 음식물이 아주 많다. 그 탓에 먹을거리 앞에서 엄청난 인내력을 발휘해야 하며 이것이 정신적 스트레스를 주기도 한다.

사실 인간은 환경을 지배하도록 설계된 존재다. 즉, 입에 넣어 문제가 되지 않는 것은 무엇이든 먹을 수 있다. 물론 지금은 소화력이 약해져 체질에 맞는 음식을 먹고 있지만 이는 애초에 잘못된 것이다. 환경을 지배해야 할 인간이 환경의 노예로 전락한 셈이니 말이다. 소화력만 강화하면 어떤 음식을 섭취해도 무방하다.

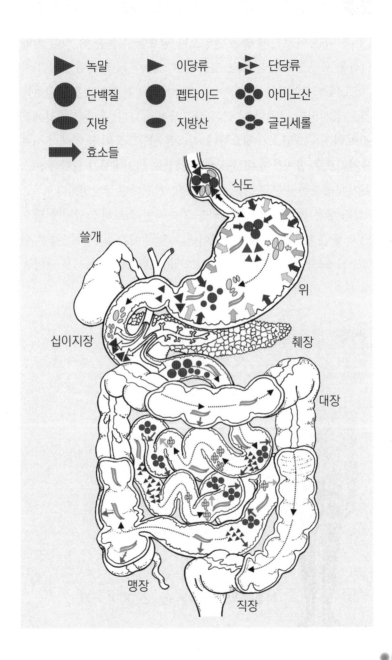

간혹 나는 아토피에 좋은 영양소나 필요한 성분을 콕 집어 말해 달라는 요구를 받는다. 이는 질문의 요지要旨부터 잘못된 것이다.

아토피는 전반적인 대사 문제인 까닭에 적절한 영양소를 공급하는 것은 일시적인 방편일 뿐 근본 해결책이 아니다. 올바른 대사에는 90여 가지의 영양소가 필요하다. 이러한 영양소들이 몸 안에서 서로 유기적으로 협력하며 대사를 해야 정말로 신진대사가 활발해진다. 여기에 충분한 수분과 맑은 공기가 뒷받침된다면 금상첨화다.

설령 좋은 영양을 공급할지라도 지속적인 스트레스 압박을 받으면 그 좋은 영양소도 독소를 뿜어낸다. 결국 아토피 환자는 좋은 영양소를 따지기 이전에 균형 잡힌 영양을 보충하고 심신을 평안하게 유지하기 위해 노력해야 한다.

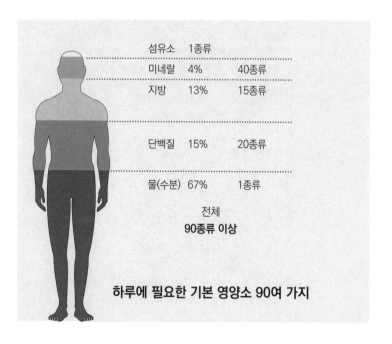

섬유소	1종류	
미네랄	4%	40종류
지방	13%	15종류
단백질	15%	20종류
물(수분)	67%	1종류

전체
90종류 이상

하루에 필요한 기본 영양소 90여 가지

4 모든 영양소는 대사물질이다

우리 입으로 들어가는 모든 물질은 대사산물Metabolite이며, 대사산물이란 대사에 필요한 모든 원료를 말한다. 여기에는 에너지에 필요한 단백질·탄소화물·지방을 비롯해 대사를 촉진하고 연소하는 비타민과 미네랄, 기타 수분, 섬유소가 있다. 이를 7대 영양소라 하는데 대개는 1차 대사산물Primary Metabolites에 속한다.

이 중에는 반드시 외부에서 섭취해야 하는 필수영양소도 있다. 물론 일부는 몸 안에서 합성하지만 이것도 섭취한 영양소가 있어야 가능하므로 영양을 골고루 균형 있게 공급해야 한다.

만약 필수영양소가 부족하면 대사에 어려움을 초래해 몸 안에서 많은 활성산소가 발생한다. 이 활성산소는 아토피의 원인으로 작용하거나 아토피 환자의 증상에 악영향을 끼쳐 염증에 따른 고통을 안겨준다. 그런데 많은 사람이 필수영양소를 가공하거나 정제한 것 혹은 육식으로 보충하고 있다. 아토피를 근절하지 못하고 긴 세월을 스트레스 속에서 살아가는 이유가 여기에 있다.

아토피를 치료하려면 가능한 한 자연 그대로의 대사산물을 섭취하기 위해 노력해야 한다. 이것이 아토피를 치료하는 기본자세다.

자연계에는 생리활성물질로 알려진 식물 영양소가 있다. 대개는 식물의 색상에 들어 있는데 이는 인체를 이롭게 하고 정화, 보호하는 데 탁월한 효능을 낸다. 10만여 종에 달하는 이 물질을 2차 대사산물이라 하며 우리가 친숙하게 듣는 알칼로이드, 플라보노이드, 페놀류, 테르페노이드 등의 항생물질이 여기에 속한다.

그나마 아토피에 가장 좋은 영양소를 권하라고 한다면 나는 비타민 B군을 추천하고 싶다. 비타민 B군은 연소의 제왕에 속한다. 에너지 영양소들이 장작처럼 타는 영양소라면 비타민 B군은 그렇게 타는 영양소들을 태우는 영양소에 속한다. 다시 말해 영양소는 장작, 비타민 B군은 잔가지와 불쏘시개에 비유할 수 있다.

아무리 바짝 마른 장작도 불쏘시개가 없으면 불을 피우기가 여간 어려운 게 아니다. 타는 영양소들을 많이 섭취했어도 비타민 B군이 부족할 경우 아토피가 발생할 확률이 높다. 비타민 B군이 충분하면 몸에 에너지가 충만하므로 평소에 비타민 B군 식품을 꾸준히 챙겨먹는 습관을 들여야 한다.

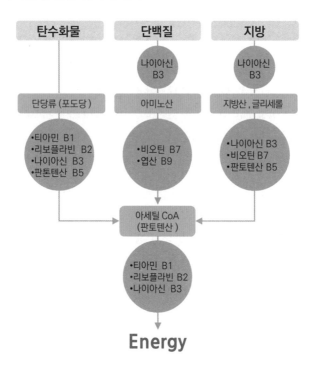

6   아토피를 위한 비타민 B군

비타민 B군은 효능과 기능이 좋아 여러 애칭으로 불린다. 에너지를 만든다고 해서 '에너지 비타민'이라 불리기도 하고 피로에 좋아 '항피로 비타민'으로도 불린다. 또 피부 건강에 도움을 주기 때문에 '피부 비타민', 신경전달자 역할을 톡톡히 하는 덕분에 '신경 비타민'으로 불리기도 한다. 한마디로 비타민 B군은 광범위한 효능과 기능을 자랑한다.

비타민 B군에는 전체 8종이 있고 몸의 대사에 관여하며 부족할 경우 아침에 일어나기가 수월하지 않거나 잦은 피로, 멍 자국, 구내염, 입 안에 염증이 발생하는 베체트병, 피부질환 등 다양한 신체 반응이 나타난다.

비타민 B군의 효능과 기능

✓ **면역력이 떨어져 감기에 자주 걸린다** – 비타민 B5
✓ **우울하고 집중력, 기억력이 떨어진다** – 비타민 B1, 비타민 B3, 비타민 B7
✓ **잦은 두통이 생겨 짜증나고 무기력하다** – 비타민 B1, 비타민 B3
✓ **눈이 피로하고 구내염이 자주 재발한다** – 비타민 B2, 비타민 B6
✓ **피로하고 불안, 우울, 불면증에 시달린다** – 비타민 B5
✓ **월경전증후군, 경구피임약 부작용 등이 있다** – 비타민 B6
✓ **아토피피부염, 여드름, 습진 등의 피부질환이 있다** – 비타민 B6
✓ **머리카락이 많이 빠지고 탈모가 고민이다** – 비타민 B7
✓ **고혈압, 고지혈, 당뇨 같은 만성질환 가능성이 있다** – 비타민 B6, 비타민 B9, 비타민 B12
✓ **중성지방, 콜레스테롤, 고지혈증 수치 등이 높다** – 비타민 B3, 비타민 B5, 비타민 B6, 비타민 B7, 비타민 B12

※ B1(티아민) B2(리보플라빈) B3(나이아신) B5(판토텐산)
  B6(피리독신) B7(비오틴) B9(엽산) B12(코발라민)

산소는 태우는 역할을 한다. 즉, 산소는 영양소 연소에 관여하는데 이는 대사에서 핵심 역할이다. 앞서 말했듯 아토피는 맑고 풍부한 산소를 공급해야 치료나 완치가 가능하다.

공기 속에는 보통 21퍼센트의 산소가 있어야 하지만 대도시에서는 이 수치가 18퍼센트까지 떨어진다. 깊은 산속의 음이온이 나오는 곳에서는 산소가 24퍼센트에 이르기도 한다. 아토피 환자가 그런 곳에 가면 피부가 보다 빨리 좋아진다. 또 호흡으로 들어온 산소로 머리가 맑아지고 몸이 가벼워진다. 이는 산소가 몸 안에서 연소를 잘 진행하고 있음을 의미한다.

비타민 B군은 에너지가 있는 영양소들을 분해 및 대사하며 최종적으로 에너지를 만들 때는 산소가 열쇠를 쥐고 있다.

불을 끄는 데는 일반적으로 2가지 방법이 있다. 하나는 물을 뿌리는 것이고 다른 하나는 산소를 차단하는 것이다. 이 2가지면 아무리 성난 불이라도 세력이 소멸한다.

마찬가지로 아토피의 원인으로 알려진 독소는 모두 산소 부족으로 불연소가 일어나면서 발생한 결과다. 산소가 부족하면 많은 활성산소가 발생해 피부를 병들게 한다. 일부에서는 수소를 마시라고 권하지만 산소가 더 효과적이다. 수소는 발생한 활성산소를 없애는 결과론적 방법에 속하고 산소는 활성산소가 발생하는 것 자체를 억제한다. 그러므로 가급적 충분한 산소를 마셔야 한다. 때때로 삼림욕장에 가서 좋은 공기를 마시거나 가볍게 산책을 하면 몸도 피부도 건강해질 것이다. 산소가 부족하면 아무리 아토피에 좋은 식품을 섭취해도 무용지물이 된다.

8 아토피에 필요한 수분

인체는 약 67퍼센트의 수분을 함유하고 있기 때문에 물은 대사에서 매우 중요한 부분을 차지한다. 몸에서 가장 많은 비중을 차지하는 수분은 체내에서 여러 가지 작용을 한다.

요즘에는 많은 사람이 건강관리를 위해 좋은 영양소를 섭취하고 있는데, 무엇보다 신경 써야 할 영양소는 바로 물이다. 몸 안에 물이 충분히 있어야 좋은 영양소를 대사할 수 있기 때문이다. 이를 가수분해Hydrolysis라고 한다. 가수분해란 물 분자로 큰 분자를 분해하는 과정을 말한다.

몸 안에 들어온 영양소는 분자가 커서 그 자체로는 사용이 불가능하다. 이때 효소가 분해하는 일을 하지만 효소도 물이 있어야 제대로 분해할 수 있다. 만약 몸 안에 수분이 부족하면 영양소는 분해되지 않는다. 단백질 역시 단백질가수분해Hydrolysis of Protein로 분해되어 몸에 쓰인다.

몸 안에서 수분대사가 제대로 이뤄지지 않으면 아토피가 발생한다. 수분대사가 제대로 이뤄지지 않는 이유는 체내의 수분 흐름이 원활하지 않기 때문이다. 이 경우 고인 물이 썩듯 세포는 밖의 물을 사용할 수 없다. 세포가 새 물을 원하는데 보충해주지 않으면 신진대사는 멈추고 만다.

이때 수분을 깨끗하게 정화하기 위해 부단히 노력하는 신장은 혹사당하다가 결국 지쳐 병이 든다. 당연히 새 물을 공급해주면 본격적으로 대사가 이뤄진다. 즉, 몸 안의 나쁜 물을 내보내고 좋은 물을 사용하면서 신진대사가 활발해진다. 그러면서 피부가 윤택해지고 수분을 머금어 새살이 돋는다. 아토피의 경우 홍조나 가려움증이 많이 완화되고 기름기가 흐르듯 좋아진다. 이것이 바로 물의 힘이다.

신진대사율Metabolic Rate이란 몸속에 저장한 칼로리를 운동에너지로 전환하는 비율을 말한다. 몸 안에는 지방이 차지하는 체지방이 있고 몸무게에서 체지방을 제외한 나머지를 제지방이라고 한다.

신진대사율을 결정하는 요소는 지방을 제외한 순수 신체 질량으로 근육의 질량이 많거나 활동적일 때 신진대사율이 높다고 한다. 즉, 근육이 많을수록 신진대사율이 높아지므로 양질의 근육을 높이도록 노력해야 한다.

많은 사람이 동물성 단백질을 보충해 근육량을 늘리려고 하지만 동물성 단백질에는 독소가 많아 안전하지 않다. 특히 가축을 키우는 과정에서 촉진제나 합성호르몬을 대거 투입하는데 고기를 섭취할 경우 이러한 독성 성분이 체내에 들어와 문제를 일으킨다. 이는 영양을 보충하려다 독소도 함께 섭취하는 형국이다. 양질의 근육량을 늘리고 싶다면 반드시 식물성 단백질을 섭취하길 권한다.

근육은 에너지로 전환되는 능동적인 세포조직으로 근육이 많을수록 능동적인 세포의 움직임이 활발해진다. 다시 말해 배출하거나 사용하려는 쪽으로 기운다. 반대로 지방은 수동적인 성향이 짙어 사용하기보다 저장하려는 속성이 강하다. 따라서 지방이 늘어날수록 몸은 신진대사율이 떨어질 수밖에 없다.

남자는 여자보다 지방 비율이 5퍼센트 정도 낮은 반면 단백질인 근육량이 많아 평균적으로 여자보다 신진대사율이 높은 편이다. 보통 나이 30세를 전후로 몇 년간 앉아서 일하는 업종에 종사하면 10년 안에 총 근육량의 2~5퍼센트가 감소하므로 규칙적인 운동을 꾸준히 해서 근육량을 늘려야 한다.

그 이유는 몸이 0.45킬로그램의 근육을 잃을 때마다 하루 30~50
킬로칼로리를 몸속에 저장하는 반면, 1.35킬로그램의 근육량이 늘
어나면 신진대사율도 약 7퍼센트 증가하기 때문이다.

아토피의 경우 피부조직 세포의 각질이 빠른 주기로 계속 떨어져
나가면서 예민해져 가려움증을 일으킨다. 이때 몸은 피부를 보호
하기 위해 단백질보다 지방질 식사를 요구한다. 지방질이 보습과
피부막 형성에 필요한 성분이라 뇌에 계속 지방을 섭취하라는 신
호를 보내는 것이다.

아니면 지방으로 전환되는 탄수화물을 요구하는데 이때 우리는
보통 면, 설탕, 빵, 과자 등을 섭취한다. 뇌의 작용으로 이런 음식이
눈에 들어오고 먹고 싶은 충동이 생기기 때문이다. 이는 원래 습성
이 그래서가 아니라 뇌가 신호를 보내는 탓이다.

이것은 모두 아토피로 인해 발생하는 중독 현상이다. 실제로 아
토피 환자의 식습관을 보면 대체로 피자, 통닭, 면, 빵 등을 즐겨
먹는다. 이런 식품을 즐겨 섭취하면 순간적인 포만감을 누린 이
후 그 대가를 치르게 마련이다. 이를테면 얼마 지나지 않아 몸이
가렵고 피부 인설鱗屑(피부에서 하얗게 떨어지는 부스러기)에 따른 고통이
찾아온다.

뇌가 먹으라고 신호하는 음식이나 입이 즐거운 식품이 아니라 정
말로 아토피에 좋은 음식을 찾아 섭취하도록 노력해야 한다. 뇌의
신호를 거역하면 처음에는 뇌와 몸에 상당한 충돌이 생기지만 얼
마 지나지 않아 몸이 좋아지면서 뇌가 받아들인다. 이것이 습관화
하면 아토피는 저절로 치료된다.

"

자신을 사랑할 줄 아는 사람은
그 누구보다 아름답다.
피부의 아름다움을 선호하기 전에
먼저 자신을 있는 그대로 사랑하라.
자신을 온전히 사랑해야 타인도 있는 그대로 사랑할 수 있다.
보이지 않는 것은 보이는 것에 비해
값을 따질 수 없을 만큼
커다란 가치를 지니고 있다.

"

에필로그

"당신의 모든 것을
사랑합니다"

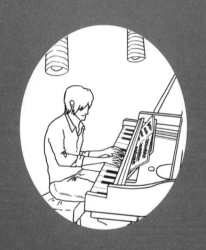

밤마다 어둠을 음조에 걸어 아름다움으로 승화시키는 피아니스트가 있었다. 카페에서 흘러나오는 그의 피아노 소리는 지나가던 사람들의 발걸음마저 멈추게 했다. 그의 피아노 소리에 어딘지 모르게 사람의 마음을 끌어당기는 힘이 있었기 때문이다.

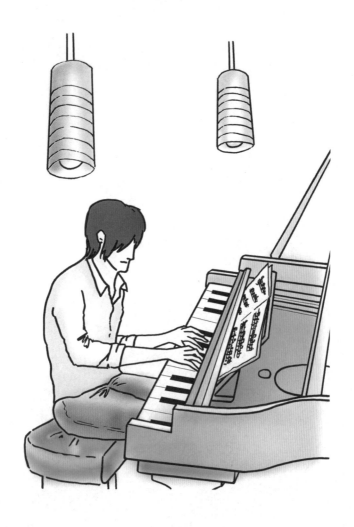

앞날이 아득해 보이는 사람, 삶에 지쳐 힘든 사람, 안개처럼 희미하게 그림자 인생을 사는 사람, 희망을 놓쳐버려 절망으로 빠져들던 사람도 그의 피아노 소리를 듣고 있으면 마음에 위로의 햇살이 비춘 듯 평온을 되찾았다.

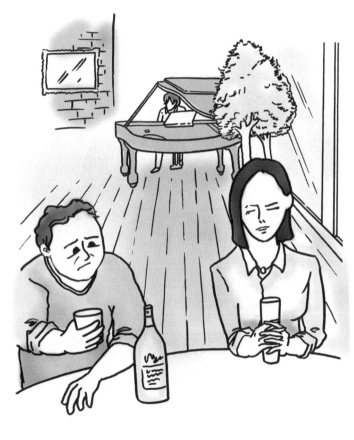

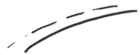

그가 연주를 마치면 수많은 여성이 그에게 꽃다발을 선사했고 그를 바라보는 눈망울에 존경과 감사를 넘어 사모하는 마음이 넘쳐흘렀다. 그들에게 그는 마치 신적인 존재처럼 여겨졌다. 하지만 그 피아니스트는 조금도 동요하지 않고 오로지 자기 음악에만 충실했다. 자신을 찾아오는 모든 사람에게 공평하게 음악을 선사했던 것이다.

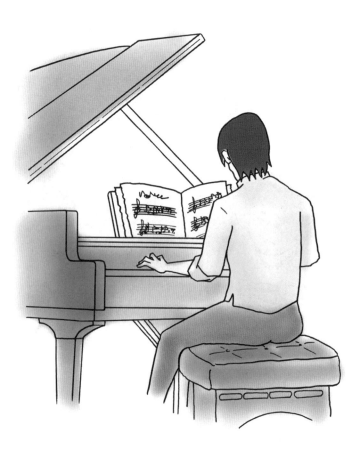

그때 멀리서 매일 그를 바라보는 한 여성이 있었다. 그녀는 그 카
페에서 일하는 직원이었다. 피아니스트를 짝사랑한 그 여성은 매
일 그가 들려주는 피아노 소리를 들으며 마음의 평온을 찾고 고단
함을 이겨냈다.

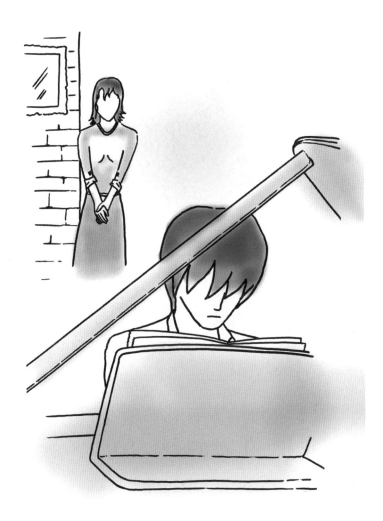

피아니스트에게 다가오는 수많은 여성과 자신의 처지가 많이 다르다는 것을 아는 그녀는 음악만 열심히 들을 뿐 한 번도 그의 곁으로 가까이 다가가지 못했다. 자존감이 너무 낮은 그녀가 자신을 많이 초라하게 여겼기 때문이다.

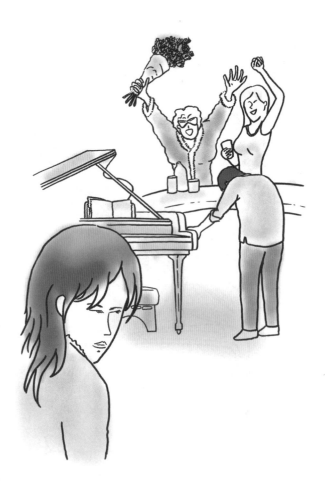

유난히 비가 많이 내리던 어느 날, 빗소리에 섞인 음악이 마음을 심하게 뒤흔들면서 마침내 그 여성은 결심을 했다. 피아니스트가 연주를 끝내고 뒷정리를 하는 동안 그의 곁으로 다가온 그녀는 떨리는 목소리로 고백했다.

"당신을 사랑합니다."

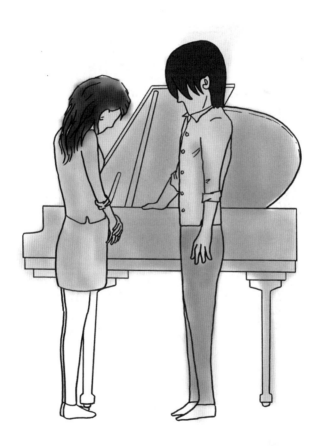

가냘픈 목소리로 간신히 고백한 그녀는 얼굴을 들지 못했고, 짐을 정리하던 피아니스트는 그녀를 바라보며 가만히 서 있다가 손목을 잡고 밖으로 나갔다. 그는 그녀를 처마 아래에 세워놓고 퍼붓듯이 쏟아져 내리는 빗속으로 걸어갔다.

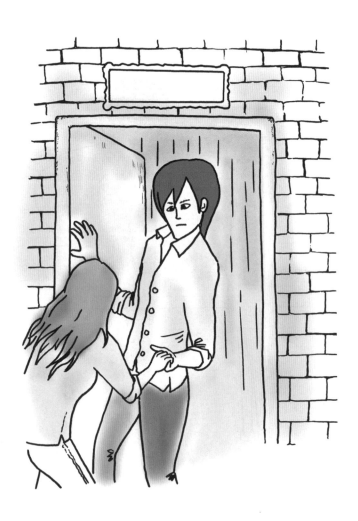

비는 곧 피아니스트의 머리를 흠뻑 적셨고 이어 그의 얼굴을 두 껍게 가리고 있던 화장을 벗겨내기 시작했다. 어느덧 화장이 지워지자 피아니스트는 가로등 불빛에 자기 모습이 더 환하게 드러나도록 고개를 들었다.

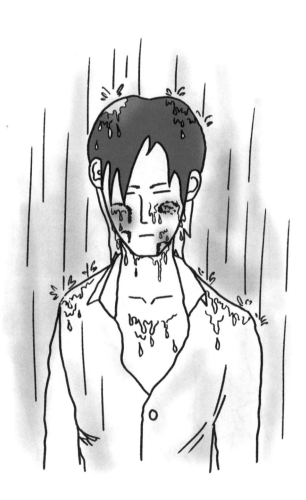

그때 얼굴 한쪽에 나 있는 심한 흉터가 여성의 눈에 고스란히 들어왔다.

　"저는 어려서부터 심한 아토피로 이런 얼굴을 하고 있습니다. 당신은 피아노를 잘 치는 피아니스트를 사랑하나요, 아니면 이런 흉측한 얼굴의 피아니스트를 사랑하나요?"

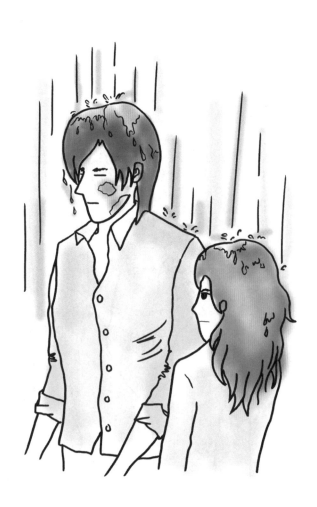

여성은 피아니스트를 가만히 쳐다보며 말했다.

"나는 당신의 모든 것을 사랑합니다. 당신의 부족함을 보여주어 감사합니다. 이제부터 더 큰 용기를 내어 당신을 더욱더 사랑할 것 입니다."

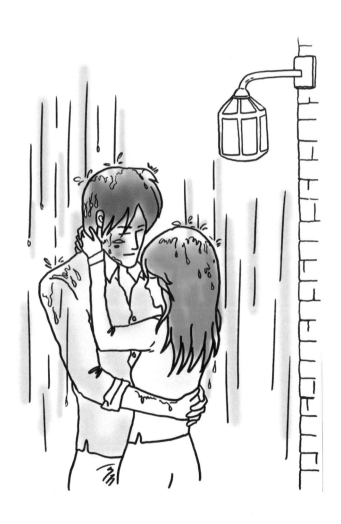

마음을 긁는 경피독 아토피

1판 1쇄 찍음 2019년 7월 12일
1판 2쇄 펴냄 2024년 3월 10일

지 은 이 홍동주
펴 낸 이 배동선
　　　　　마케팅부/최진균
펴 낸 곳 아름다운사회
출판등록 2008년 1월 15일
등록번호 제2008-1738호
주　　소 서울시 강동구 양재대로 89길 54 202호(성내동) (우: 05403)
대표전화 (02)479-0023
팩　　스 (02)479-0537
E-mail assabooks@naver.com

ISBN : 978-89-5793-199-8-03510
값 7,500원